Le guide antitoxique de la grossesse

Dr Laurent Chevallier
et Claude Aubert

Le guide antitoxique de la grossesse

MARABOUT

Les notes sont regroupées en fin d'ouvrage, p. 227 à 231. Les mots suivis d'un astérisque sont expliqués dans le glossaire, p. 265 à 271. Ils ne sont signalés qu'une fois par page.

Illustrations de Sally Bornot.

SOMMAIRE

PRÉFACE

Pour la femme, la grossesse et la naissance d'un enfant sont des moments privilégiés que la surveillance médicale a sécurisés de façon remarquable depuis des décennies.

Donner les conditions optimales de naissance pour l'enfant et réduire les risques de santé pour la mère restent, de nos jours, un objectif essentiel des pratiques médicales.

Mais des notions nouvelles sont venues modifier nos approches classiques, tel que le risque environnemental et nutritionnel, entre autres. Ainsi, parmi les informations permettant d'améliorer la préparation et l'accompagnement de la grossesse, on prend désormais en compte :

- les retentissements de la nutrition maternelle sur la santé de l'enfant, en termes d'obésité prégravidique, de déficit en acide folique, de consommation tabagique…
- l'augmentation des malformations en rapport avec des substances chimiques de notre environnement qui jouent le rôle de perturbateurs endocriniens*.

En effet, de nombreuses maladies détectées chez l'enfant ou à l'âge adulte trouvent, pour partie, leur origine dans des facteurs environnementaux ayant agi sur l'enfant pendant sa vie *in utero*.

Même si de nombreux conseils sont prodigués par les obstétriciens, les médecins traitants, les sages-femmes et les pharmaciens, et s'ils sont ensuite relayés par différents supports médiatiques, tels que revues spécialisées, Internet et livres, il manquait une approche toxicologique environnementale claire, précise et accessible. Peu de femmes savent comment se protéger et/ou éviter différents toxiques présents dans l'alimentation, les cosmétiques et l'habitat.

Le docteur Laurent Chevallier, nutritionniste, impliqué depuis de nombreuses années dans le suivi des femmes enceintes, et Claude Aubert, ingénieur agronome, pionnier du bio et d'une vie saine, viennent par leur ouvrage combler ce vide.

Les auteurs nous fournissent des informations précises, concrètes, scientifiquement validées, que vous pourrez appliquer immédiatement et facilement.

Démarche rare et originale, ils ont osé aborder, en sus des problèmes nutritionnels, ceux liés aux cosmétiques et aux conditions de vie de nos logements.

La lecture et l'utilisation de ces propositions, associées à votre suivi obstétrical, viendront renforcer le bon déroulement de votre grossesse et optimiser les conditions de développement de votre enfant.

Laurent Chevallier et Claude Aubert nous ouvrent aussi l'accès à la médecine du XXIe siècle qui sera prédictive et préventive et non plus seulement curative.

Bonne lecture.

Professeur Pierre MARES
Gynécologue-Obstétricien
Chef du Pôle Femme/Enfant, CHU de Nîmes

INTRODUCTION

Au XXe siècle, la médecine a fait, dans tous les domaines, des progrès considérables. Cela est particulièrement vrai pour tout ce qui concerne le suivi des grossesses et les premières années de la vie de l'enfant. La mortalité périnatale a chuté dans des proportions spectaculaires et la surveillance médicale pendant la gestation optimise désormais les chances de mener une grossesse à son terme dans les meilleures conditions.

Malgré cela, de nouveaux problèmes sont apparus, principalement en raison de la profusion de multiples molécules chimiques. En effet, plus de 100 000 molécules de synthèse ont été fabriquées et sont commercialisées depuis le début du XXe siècle ; vous les trouvez partout, dans l'alimentation, les textiles, les cosmétiques, les jouets, les produits ménagers, de bricolage (notamment les vernis et peintures), mais également certains meubles…

Force est de constater que notre environnement s'est plus modifié en quelques décennies qu'au cours des siècles précédents, ce qui a de multiples retentissements sur la santé, souvent insoupçonnés.

J'aurais souhaité ne pas avoir à écrire ce livre, mais, après plus de quinze ans de conseils délivrés aux femmes enceintes, j'ai pu mesurer à quel point il était devenu compliqué, pour nombre d'entre elles, de parvenir à se nourrir correctement et de façon adaptée. De se protéger également, ainsi que leur enfant en gestation, des multiples produits chimiques nocifs ou suspects de l'environnement immédiat.

Comment s'y retrouver face aux messages publicitaires omniprésents et martelés à longueur de temps ? L'objectif du marketing est d'orienter les comportements d'achat, mais pas nécessairement dans le bon sens ! Par ailleurs, une confusion est souvent volontairement entretenue pour brouiller le niveau de compréhension et vous rendre plus malléable dans vos choix. Par exemple, les simples mentions « naturel » ou « vert » apposées sur un produit peuvent n'être qu'un alibi sournois pour ajouter des substances chimiques indésirables.

Votre enfant à naître est d'une extrême vulnérabilité pendant sa vie intra-utérine puisque c'est le moment où vont se développer ses organes, son cerveau et de nombreux processus métaboliques. Or l'exposition à différentes substances chimiques de l'alimentation et à de multiples autres contaminants et polluants peut profondément altérer son développement harmonieux. Les pouvoirs publics sont dépassés par le nombre de substances mises sur le marché et leurs effets, les contrôles d'innocuité étant totalement insuffisants.

Heureusement, vous pouvez, avec les bonnes informations, trouver les solutions adaptées à cette période si importante de votre vie. Apprenez à repérer les risques potentiels puis à les éviter. Il est tout à fait possible de gérer votre quotidien sans vous empoisonner, comme nous allons vous le démontrer par des recommandations très pratiques, et ce, malgré un environnement en partie défavorable, dont beaucoup d'entre vous n'ont pas pleinement conscience.

Vous avez peut-être l'impression que vous respirez le même air, que vous buvez la même eau et que vous mangez, au moins en partie, les mêmes aliments que vos grands-parents… mais non ! Si l'air est toujours principalement un mélange d'azote, d'oxygène et de gaz carbonique – sa teneur en ce dernier ayant d'ailleurs augmenté en raison principalement des émissions dues à la combustion des énergies fossiles –, une multitude d'intrus sont venus s'y ajouter, tous produits de l'activité humaine : des particules plus ou moins fines, des oxydes d'azote, de l'ammoniac, des pesticides, du benzène, et bien d'autres substances présentes jusque dans votre habitation et sur votre lieu de travail.

Les aliments ont un aspect de plus en plus parfait – belles couleurs, formes attrayantes, absence de vers et de taches –, mais leur composition a beaucoup changé, rarement en bien. À force de sélection ne prenant en compte que des critères esthétiques ou commerciaux, ils se sont fortement appauvris en nutriments utiles – vitamines, minéraux, fibres – et contiennent souvent des résidus de pesticides (pour les produits conventionnels) et d'autres contaminants issus notamment des emballages.

Les matières plastiques sont omniprésentes et certaines libèrent, à des degrés divers, de nombreuses molécules indésirables dans les aliments, les produits cosmétiques... Quant aux objets parmi lesquels vous évoluez et que vous manipulez quotidiennement, ils n'ont plus grand-chose de commun avec ceux de vos grands-parents. Enfin, vous baignez dans un univers de rayonnements électromagnétiques :

ondes radio, radars, satellites, wi-fi, de téléphones portables, dont l'impact sur la santé n'a jamais été évalué sérieusement.

Dans ce contexte, il n'est pas étonnant que les maladies dites « de civilisation » – allergies, cancers apparaissant de plus en plus tôt, maladies cardiovasculaires, diabète, surpoids, maladies neurodégénératives – soient aussi nombreuses et en forte progression ces dernières décennies. Heureusement, votre organisme dispose de mécanismes de défense qui lui permettent, dans une certaine mesure, de résister à diverses agressions chimiques auxquelles il est confronté. Mais il peut être rapidement dépassé. La bonne solution consiste donc à éviter les polluants et contaminants, ou à tout mettre en œuvre pour vous soustraire le plus efficacement possible à leur exposition.

Avec Claude Aubert, scientifique de renom, ingénieur agronome pionnier du bio, nous vous proposons de vous fournir des clés afin de mieux faire vos choix. Vous pourrez ainsi développer individuellement une nouvelle forme d'« hygiène » et de mode de vie circonstancié, afin d'éviter toutes ces substances chimiques indésirables. Des progrès considérables ont été réalisés concernant la lutte contre les micro-organismes (bactéries, virus, microchampignons), à vous d'assurer votre protection et celle de votre enfant contre toutes sortes de produits chimiques suspects ou dangereux. Vous pourrez dès lors faire reculer le risque d'apparition de nombreux troubles ou maladies et assurer le bien-être de votre enfant, le vôtre et celui de toute votre famille.

Docteur Laurent Chevallier

POURQUOI FAUT-IL VOUS PROTÉGER ?

Prévenir l'émergence de nombreux troubles et maladies chez votre enfant

UN ÉTAT DES LIEUX PEU RASSURANT

L'origine fœtale des maladies

De récentes études scientifiques[1] ont fourni des explications relatives aux conséquences qu'ont divers polluants et contaminants chimiques sur la santé, en mettant en lumière l'émergence de nombreuses maladies, dont l'origine résulte d'expositions pendant la vie utérine.

L'origine fœtale des maladies est un concept relativement récent, considéré dans un premier temps comme une simple hypothèse, mais devenu aujourd'hui un fait établi. De nombreuses recherches scientifiques[2] ont en effet confirmé que, pendant la période de grossesse, l'exposition du fœtus à divers composants pouvait avoir des conséquences négatives et délétères, parfois irréversibles sur l'enfant et l'adulte qu'il deviendra. Par exemple, l'exposition à certains phtalates* peut favoriser diverses allergies chez les enfants, et provoquer à l'âge adulte des problèmes d'infertilité ou de stérilité, voire de diabète. De même, certains composés sont à l'origine de puberté précoce, d'endométriose... La liste des troubles ou maladies engendrés par les composés chimiques présents dans l'environnement ne cesse malheureusement de s'allonger !

Dans un rapport publié le 1er octobre 2015 dans l'*International Journal of Gynecology and Obstetrics*, la Fédération internationale de gynécologie et d'obstétrique (FIGO) dresse ce constat alarmant : « On trouve la trace de polluants organiques persistants (POP) chez des femmes enceintes et allaitantes dans le monde entier. L'Institut national américain du cancer se dit préoccupé par le fait que les bébés naissent en quelque sorte "prépollués". »

Ainsi, deux des plus hautes autorités internationales en matière de gynécologie (*International Federation of Gynecology and Obstretics*) et d'endocrinologie (*Endocrine Society*) ont poussé un cri d'alarme fin 2015 sur les nombreux risques liés à l'exposition prénatale aux polluants chimiques, et en particulier aux perturbateurs endocriniens*. Tout au long de cet ouvrage, notre but sera de vous donner des solutions pour les éviter.

Contrairement à ce que pensaient certains experts à une époque, le placenta ne constitue pas une barrière suffisamment protectrice contre de multiples substances chimiques étrangères. Les concentrations de certains éléments toxiques peuvent même être plus élevées chez le fœtus que dans le corps de la future maman ! Il en va ainsi de l'exposition au mercure*, dont la présence peut être de 70 % plus importante dans le sang du fœtus que dans celui de la mère.

Les données actuelles

Des risques augmentés de prématurité et de faible poids à la naissance

Les naissances prématurées sont de plus en plus nombreuses : elles sont passées de 45 000 en 1995 à environ 55 000 aujourd'hui (selon l'INSEE). Le nombre de bébés nés à terme avec un faible poids augmente également de façon continue.

Les causes sont multiples, parmi lesquelles une hygiène de vie inadaptée de la mère (prise de boissons alcoolisées, entre autres), mais l'exposition à divers contaminants et polluants environnementaux est de plus en plus incriminée. Il en est de même pour certains retards de croissance intra-utérine (RCIU) liés à des défauts de développement du fœtus qui concernent 3 à 5 % des naissances. Parallèlement, il est possible de naître avec un petit poids de naissance mais sans RCIU (PAG : petit pour l'âge de la grossesse durant la gestation). Quoi qu'il en soit, toute prématurité et naissance à terme avec un faible poids (moins de 2,5 kg) augmente le risque de développement de nombreuses maladies, notamment en raison de l'immaturité du système immunitaire. En résulte une fragilité à l'égard des infections, en particulier respiratoires. L'obésité, des déficiences auditives et visuelles, des difficultés d'apprentissage peuvent également être liées à la prématurité, mais ce n'est pas non plus une fatalité, puisque de nombreux prématurés évoluent, heureusement, tout à fait normalement.

Davantage d'avortements spontanés et de malformations congénitales

Les avortements spontanés et les naissances d'enfants avec des malformations ont augmenté un peu partout dans le monde durant ces dernières décennies. Dans la région Rhône-Alpes, par exemple, entre 1981 et 2009, l'incidence des malformations congénitales est passée de 150 à 250 pour 10 000 naissances, soit une augmentation de 2,5 % par an[3]. Comme pour la prématurité, les causes sont multiples : accidentelles, génétiques, liées à la consommation d'alcool, de tabac, de différentes drogues et de médicaments. Il faut mentionner également les carences nutritionnelles secondaires, liées à une alimentation déséquilibrée (notamment occidentale, de type « anglo-saxonne » pauvre en vitamines et minéraux), sans oublier, ici encore, les fortes suspicions concernant l'exposition à divers agents chimiques redoutables présents dans l'environnement immédiat ; peut-être s'agit-il même d'une des causes principales.

On considère actuellement qu'environ 20 à 30 % des malformations morphologiques et métaboliques sont d'origine génétique, 10 % dues à des causes exogènes comme la prise de médicaments ou de drogues, ou des infections contractées pendant la grossesse. Le reste est mis sur le compte de « causes inconnues », soit environ 60 % ! Parmi celles-ci, les facteurs environnementaux doivent certainement avoir une place prépondérante, mais la complexité des études à mener face aux milliers de molécules chimiques entourant les femmes enceintes allonge la durée des analyses ; aussi, n'attendez pas des informations plus précises de dangerosité avant une ou deux décennies, voire plus. Cependant, il est possible d'agir dès à présent et de façon très concrète.

Risques en fonction de la période embryonnaire

Semaines suivant la fécondation	Étapes du développement	Vulnérabilité
1re semaine 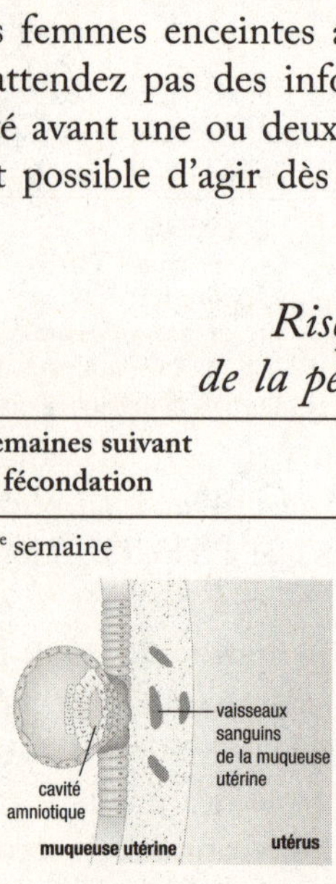	Segmentation de l'œuf	Période de nombreuses divisions cellulaires ; grande vulnérabilité aux agents chimiques tératogènes4

Semaines suivant la fécondation	Étapes du développement	Vulnérabilité
2e semaine 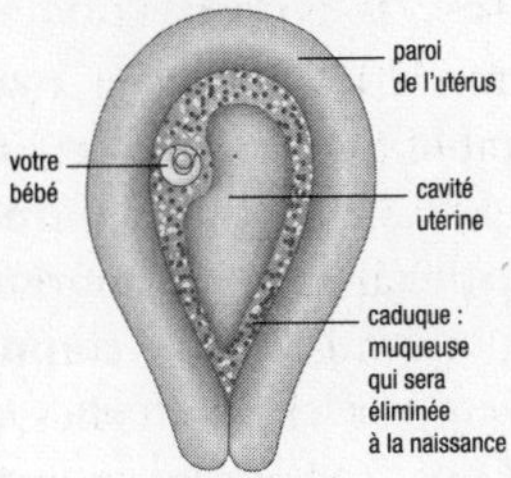 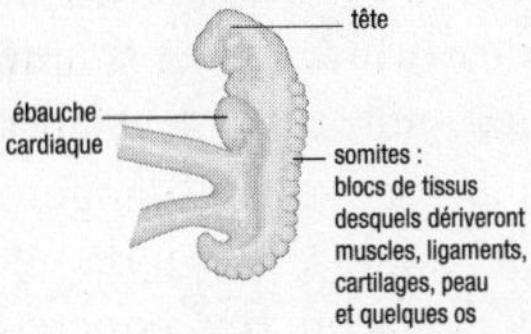	Nidation	L'embryon se niche dans l'endomètre. Toujours forte sensibilité aux agents tératogènes
2e-8e semaines 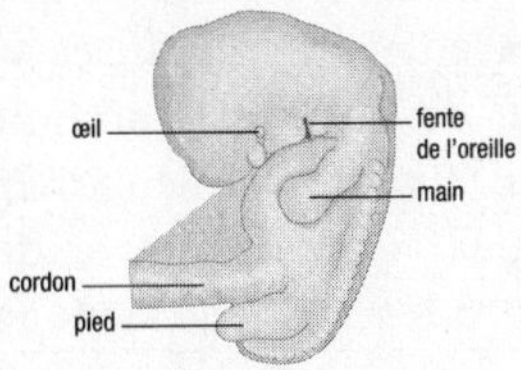	Embryogenèse et organogenèse	Période où s'ébauchent et se constituent les organes. Vulnérabilité aux toxiques pouvant entraîner des malformations du cerveau, du cœur, du palais, des organes génitaux, des bras, des jambes…
8e-38e semaines 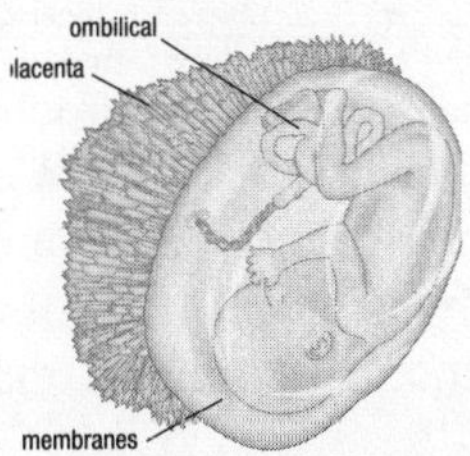	Stade fœtal	Période de développement et de croissance des organes. Des substances toxiques peuvent altérer le fonctionnement des organes, parfois de façon irréversible

Augmentation du risque d'obésité de l'enfant

L'obésité est liée à une multitude de facteurs. Certes, une mauvaise alimentation de l'enfant puis de l'adulte en est principalement responsable, mais d'autres éléments – non caloriques, ceux-là – viennent s'y ajouter : le mode de vie de la mère pendant la grossesse, avec, par exemple, un déséquilibre de la flore digestive (cf p. 77), et, une fois de plus, l'exposition répétée à différents contaminants et polluants chimiques, dont des perturbateurs endocriniens* qui modifient, souvent en profondeur, le métabolisme (cf p. 24 Tout cela est de mieux en mieux documenté, même si la plupart des analyses proviennent d'études expérimentales (chez l'animal). Vous comprenez dès lors l'importance d'une alimentation particulièrement adaptée et l'éviction, nécessaire et possible, de nombreuses substances chimiques.

Le développement intellectuel et le comportement perturbés

De nombreuses publications scientifiques sont plus que préoccupantes, parmi lesquelles une récente étude réalisée en Californie et portant sur 329 enfants de 7 ans[5]. Elle indique que ceux qui ont été exposés, dans le ventre de leur mère ou lors des premières années de leur vie, à des pesticides organophosphorés – très utilisés de nos jours – avaient un quotient intellectuel inférieur de 7 points à celui des enfants non exposés.

L'autisme et l'hyperactivité (TDAH, pour « troubles déficitaires de l'attention avec hyperactivité », qui concernent 3 à 8 % des enfants européens) sont, quant à eux, des troubles du comportement de plus en plus fréquents. Parmi les causes suspectées figure l'exposition à certains pesticides, au plomb*, aux retardateurs de flamme* – produits ignifugeants présents dans de nombreux textiles. L'exposition à certaines ondes électromagnétiques pourrait également être en cause, mais les études actuelles sont encore limitées et pas toujours suffisamment fiables, ce qui n'empêche pas de prendre un certain nombre de précautions, notamment à l'égard des téléphones portables, en suivant les recommandations des pédiatres américains (cf p. 35).

De plus en plus de cancers, surtout chez les enfants

Le nombre de nouveaux cas de cancers enregistrés a explosé de façon alarmante depuis quelques décennies : il a augmenté de 111 % entre 1980 et 2012, tous âges confondus (selon l'Institut de veille sanitaire). Une partie est imputable à l'augmentation et au vieillissement de la population, mais l'autre relève d'autres causes, liées à un environnement contaminé et regroupées sous la notion des « causes indéterminées ou "de hasard" » ; seuls environ 5 % des cancers seraient d'origine génétique.

Les cancers des enfants et des adolescents, heureusement fort rares, sont parmi ceux qui augmentent le plus rapidement (+ 1,5 % par an chez les enfants et + 1,7 % par an chez les adolescents). L'incidence du cancer des testicules, par exemple, a augmenté de 60 % jusqu'à plus de 100 % (126 % dans le Bas-Rhin !) selon les pays dans la période 1973-1997. Une augmentation qui ne peut pas être imputée au vieillissement de la population, puisqu'elle touche l'adulte jeune.

LES MÉCANISMES IMPLIQUÉS PARMI LES FACTEURS ENVIRONNEMENTAUX

Ils sont plurifactoriels, mais on peut schématiquement en mettre trois principaux en cause.

Les perturbateurs endocriniens

Ce sont des substances chimiques à l'origine (ou suspectées d'être à l'origine) de multiples troubles de la santé qui agissent parfois à des doses cent à mille fois inférieures à celles qui étaient considérées jusqu'alors comme sans effet. Ils perturbent l'équilibre hormonal – notamment celui du fœtus – en prenant la place des hormones, ou en les bloquant au niveau des récepteurs des cellules. Sont incriminés des pesticides et de nombreux autres produits chimiques, produits ou sous-produits industriels, comme les polychlorobiphényles (PCB*) ou les dioxines*. Des contaminants présents dans les objets de la vie courante, comme le bisphénol A*, les phtalates* ou les retardateurs de flamme*, sont également en cause. Jusqu'à il y a peu de temps (mars 2011 dans l'Union européenne), on trouvait même du bisphénol A, un des perturbateurs hormonaux les mieux étudiés, dans les biberons (cf annexe p. 247 « Tableau des principaux polluants et perturbateurs endocriniens »).

L'effet cocktail

Il s'agit de l'exposition à de multiples produits chimiques interagissant entre eux. Chaque jour, vous absorbez et inhalez – par l'intermédiaire des aliments, des produits ménagers… – un grand nombre de contaminants et polluants chimiques. La quantité absorbée de chacun peut être pour partie neutralisée par l'organisme selon le degré d'exposition, mais les combinaisons et interactions entre les différentes substances démultiplient les risques pour la santé, et malheureusement aussi les difficultés de recherche concernant leurs répercussions.

Une ONG américaine a analysé le sang du cordon ombilical de dix nouveau-nés en maternité[6]. Elle a trouvé, en moyenne, 200 produits chimiques différents, dont une vingtaine de pesticides, et ce dans le sang de chaque bébé ! La seule solution immédiate est de réussir à réduire les expositions.

La transmission épigénétique

Certains gènes peuvent, sous l'influence de divers facteurs environnementaux, être inactivés (sans pour autant subir de mutation) et, par exemple, moins protéger l'organisme ou entraîner des désordres majeurs. Ceux-ci peuvent se transmettre sur plusieurs générations, sous la forme de « mémoire cellulaire ». Jusqu'à présent on pensait, à l'inverse, que de nombreuses pathologies causées par la pollution (entre autres) ne pouvaient pas se transmettre aux générations suivantes, le patrimoine génétique restant inchangé. On sait aujourd'hui que c'est faux, en raison de la découverte des mécanismes de ces transmissions « épigénétiques* ».

Savoir où se nichent les substances chimiques et les contaminants toxiques de votre environnement doit devenir une priorité pour vous, afin de les éviter.

LES SOLUTIONS

Orientez-vous vers le bio

De toutes les menaces qui pèsent sur le fœtus et le jeune enfant, l'exposition aux pesticides est non seulement une des plus préoccupantes, mais aussi probablement une des plus sous-estimées.

L'alimentation est la voie principale par laquelle les pesticides pénètrent dans notre corps, comme plusieurs études[7 et 8] l'ont confirmé. Une démonstration en a également été fournie par une étude américaine[5] : pendant trois jours, les chercheurs ont donné à un groupe d'enfants une alimentation équilibrée à base d'aliments conventionnels, et ils ont mesuré la quantité de malathion*, un insecticide mesurable dans les urines. Pendant les cinq jours suivants, ils ont donné aux enfants la même alimentation, mais avec des aliments bio : la quantité de malathion présente dans les urines a été divisée par dix. Au cours d'une troisième phase, ils sont revenus à l'alimentation conventionnelle : la quantité de malathion est remontée au niveau de la première phase.

La seule solution pour réduire drastiquement l'exposition aux pesticides est de manger bio. Si on ne parvient pas au 100 % bio, des priorités sont à définir (cf p. 106).

Il existe différents labels* bio, correspondant au respect d'un cahier des charges relatif au mode de production et de transformation, que nous détaillerons (cf p. 61). Viennent parfois s'y ajouter les mentions « Solidaire » ou « Équitable », qui impliquent le respect des règles du commerce solidaire (nord-nord) ou équitable (nord-sud), de plus en plus souvent remplacées par le label « Bio Partenaire ». Un agriculteur peut produire sur son exploitation des produits bio et non bio (autorisé par le cahier des charges européen, à condition qu'il s'agisse de productions différentes et bien séparées).

Comment se nourrit l'embryon ?

Ce n'est qu'après 11 semaines de grossesse qu'une irrigation sanguine est établie à partir de celle de la mère. L'approvisionnement nutritionnel peut alors se faire de façon directe. Avant ce stade, l'embryon ne pourrait résister à la force engendrée par la circulation artérielle. Des scientifiques de l'université de Manchester ont élucidé le mécanisme par lequel l'embryon se nourrit : ce sont des cellules de la muqueuse utérine appelées « cellules glandulaires de la muqueuse utérine » qui transmettent les nutriments nécessaires. Les chercheurs insistent sur l'importance d'une nourriture adaptée - telle que nous l'avons définie, cf p. 111 - et suffisante au premier trimestre, période cruciale pour l'embryon.

Une autre source importante d'exposition aux pesticides est l'inhalation de ceux dits « domestiques » (appelés « biocides »), utilisés dans le jardin ou la maison. Ils peuvent augmenter fortement – et même doubler, selon plusieurs études[9] – le risque de leucémie chez l'enfant.

Les conséquences pour la santé de l'exposition non professionnelle aux pesticides ont été longtemps discutées ces dernières années, mais de récentes études ont établi clairement des corrélations entre cette exposition et diverses anomalies et pathologies (cf annexe p. 250, « Pesticides impliqués de manière significative dans les effets sur la grossesse et le développement de l'enfant »).

L'impact de l'exposition professionnelle est bien documenté : selon plusieurs études[10], le fait pour la mère d'avoir été exposée à des pesticides dans l'agriculture conventionnelle avant la conception ou pendant la grossesse augmente le risque de cancers, notamment du cerveau, chez l'enfant.

Évitez l'exposition aux substances à risques

Beaucoup d'objets de la vie quotidienne contiennent des produits chimiques dont les répercussions sur la santé ont été peu ou pas évaluées avant leur mise sur le marché.

Le **bisphénol A***, composé présent dans certains plastiques, pose de nombreux problèmes. La littérature scientifique est très abondante sur ce sujet, et les auteurs de ce livre, dans le cadre notamment du Réseau Environnement Santé, ont participé à sensibiliser les politiques européens pour finalement obtenir l'interdiction de ce composé dans les biberons, en mars 2011. L'enjeu était de taille, mais le législateur n'a pas été assez loin. Le bisphénol A mime certaines hormones. Il en résulte, chez la femme enceinte, une augmentation des fausses couches liée à la quantité de ce composé, comme l'indique une étude faite au Japon[11]. Une autre étude[12] suggère que l'exposition au bisphénol A pendant la grossesse diminue le taux de l'hormone thyroïdienne T4 chez la mère, et de l'hormone TSH chez les enfants de sexe masculin. Or ces hormones jouent un rôle essentiel dans la croissance pré et postnatale, notamment dans le développement du cerveau. Il est stupéfiant de s'apercevoir que, longtemps, les autorités sanitaires ne se sont pas alarmées, malgré des études soulignant les risques, et qu'il a fallu des actions vigoureuses pour que son interdiction dans les biberons soit effective. Malgré tout, le bisphénol A* continue à être présent en Europe, à des concentrations variables, dans diverses matières plastiques au contact d'aliments, ou dans les résines époxy recouvrant l'intérieur des boîtes de conserve, dans des canettes, des robots de cuisine, certains tickets de caisse ou encore les reçus de carte bancaire. Il est supposé être interdit dans tous les contenants alimentaires en France depuis le 1er janvier 2015 (pour la partie en contact direct avec les aliments). La direction générale de la santé (DGS) affirmait en septembre 2015 que « le bisphénol A est interdit dans les conditionnements, contenants et ustensiles alimentaires sur le territoire national » ; espérons que les mesures de contrôle soient suffisamment efficaces, notamment concernant les produits d'importation. Quant aux instances européennes, elles minimisent de façon stupéfiante l'impact du bisphénol A, tout en n'expliquant pas leurs méthodes d'analyse. La surprise est que, au-delà du manque de transparence de leurs grilles d'évaluation, elles sont en complète contradiction avec les données scientifiques développées notamment par des chercheurs et universitaires, comme le Pr Ana Soto de l'Université de médecine Tufts de Boston, aux États-Unis, qui est un des meilleurs spécialistes mondiaux de la question.

Les **phtalates*** constituent une famille chimique présente dans de très nombreuses matières plastiques, car ils servent d'assouplissants. Ce sont aussi, pour certains d'entre eux, des perturbateurs endocriniens* et plusieurs études ont indiqué qu'ils peuvent modifier le métabolisme de l'organisme. Ils peuvent provoquer également des troubles de la reproduction chez l'adulte en cas d'exposition fœtale, et augmentent le risque d'asthme et d'allergies dans l'enfance. Évitez que le sol de votre chambre, et/ou de celle préparée pour votre enfant, soit en PVC*, car il renferme des phtalates, également présents dans certains papiers peints. Des jouets peuvent aussi en contenir, mais ceux identifiés comme les plus problématiques sont heureusement interdits. Tous les phtalates ne sont pas à considérer de la même manière, mais il y a fort à parier que certains d'entre eux, encore actuellement autorisés, ne le seront probablement plus demain.

Évitez l'exposition aux « métaux lourds » ou « éléments traces »

Les métaux lourds (principalement mercure*, plomb* et cadmium*), plus exactement « métaux traces* », sont une famille de polluants très présents dans l'environnement, les plus préoccupants étant le plomb et le mercure, qui peuvent avoir des effets très défavorables sur le développement du cerveau de l'enfant.

La pollution par **le plomb** est heureusement en forte régression depuis que l'essence n'en contient plus et que les peintures au plomb, encore présentes dans certains appartements vétustes, sont peu à peu éliminées. Quant aux tuyauteries en plomb, elles ont été progressivement remplacées – mais, de toute façon, le calcaire tapissait la plupart d'entre elles, minorant ainsi le risque de contact direct avec l'eau. Les sources d'exposition peuvent provenir de produits *a priori* anodins, comme l'utilisation de bougies d'intérieur dotées de mèches pour partie métalliques (cf p. 171) et des expositions professionnelles. Récemment, on a également trouvé un peu de plomb dans certains thés venant d'Asie (pollutions industrielles ponctuelles). Ne pas l'infuser plus de 2 minutes pour limiter le risque. On sait depuis longtemps que l'exposition au plomb pendant la grossesse a favorisé les RCIU (retards de croissance intra-utérine), les prématurités, les retards d'apprentissage et cognitifs et, plus grave encore, les mortalités périnatales, le plomb faisant partie de ces substances qui passent facilement la barrière placentaire. Heureusement, cela ne peut se produire qu'à des niveaux d'exposition élevés.

La pollution par **le mercure** est détaillée p. 100, au sujet du poisson. Les amalgames dentaires anciens constituent une autre source de contamination par le mercure. Une partie minime passe dans la salive, mais le fait de mâcher du chewing-gum augmente sa concentration. La dépose de ce type d'amalgame n'est à confier qu'à des dentistes spécialement formés et ne doit en aucun cas être réalisée pendant la période allant de six mois avant le début de la grossesse jusqu'à la fin de l'allaitement maternel ; en effet, des relargages massifs de mercure* peuvent survenir. Cela ne vous empêche pas de vous rendre chez votre dentiste : au contraire, un examen minutieux de vos dents est indispensable, et des soins appropriés s'imposent en cas de gingivites, assez fréquentes au cours du troisième trimestre de la grossesse. En cas d'expositions importantes pendant la grossesse, heureusement fort rares, parfois professionnelles et accidentelles, des troubles neurologiques majeurs peuvent apparaître : retard mental chez l'enfant, voire même microcéphalie dans 25 % de cas observés lors d'exposition anormale. La référence est la catastrophe écologique survenue au Japon, lors du déversement de mercure de 1932 à 1968 dans la baie de Minamata par les usines chimiques de la société Shin Nippon Chisso.

Le cadmium* est une autre substance à risques, moins connue, bien que très présente dans l'environnement. C'est un perturbateur endocrinien* particulièrement persistant et un toxique avéré en cas d'expositions chroniques (atteinte des reins – néphrite –, respiratoire, cancers...). Les principales sources de contamination sont le tabagisme actif de la mère, ainsi que celui du père ; sur le plan alimentaire, les abats (foie, rognons) sont déconseillés à la consommation, car ils peuvent en contenir. Le cadmium est également présent dans quelques aliments végétaux, mais à des doses non toxiques, sauf si les sols ont été aspergés de boue d'épuration sous forme d'engrais. L'autre source d'exposition problématique est d'origine professionnelle, pour les femmes travaillant dans certaines industries (notamment la fabrication des batteries), mais une surveillance existe dans le cadre de la médecine du travail. Pour vous, il faut principalement exclure le contact avec la fumée de cigarette ; pour le reste, il convient juste d'éviter la consommation d'abats animaux.

Cette liste des toxiques est, malheureusement, loin d'être exhaustive. Les informations concernant les différentes molécules chimiques de synthèse utilisées ne sont pas étudiées (ou insuffisamment) dans différents produits industriels et concernent tout de même 86 % de ceux actuellement sur le marché – une aberration ! Non seulement les produits sont mal évalués sur le plan toxicologique pour l'ensemble de la population, mais, pour les femmes enceintes, c'est encore pire.

En dessous d'un certain tonnage de production des substances, certains tests de toxicologie ne sont même pas demandés ! Force est de constater que les pouvoirs publics vous protègent insuffisamment, surtout au niveau européen. Les règles sont parfois édictées selon d'autres critères que médicaux et scientifiques. De pseudo-préoccupations économiques freinent des politiques volontaristes de prévention et entraînent des désastres humains avec, au final, un coût abyssal de soins de plus en plus difficilement supportable par les pays. Heureusement et afin de protéger votre enfant à naître, il est possible de réduire l'exposition à de nombreuses substances, dès lors qu'elles ont été identifiées.

Libérez-vous des différentes substances psychoactives

S'il est indispensable de vous soustraire aux toxiques environnementaux, il est fondamental de ne pas majorer l'exposition de votre fœtus à des substances que vous savez néfastes : le tabac, l'alcool et différents composés psychoactifs. Nous allons développer cet aspect dans le chapitre suivant (cf p. 48), mais ne sous-estimez en aucun cas les effets extrêmement délétères de ces produits pour le fœtus (cf tableau ci-après). Il est impératif d'arrêter leur consommation, bien que cette démarche ne soit pas toujours aisée à mettre en application seule, en raison des mécanismes de dépendance. Parlez-en à votre médecin traitant, à votre sage-femme ou à votre obstétricien. La grossesse est le moment privilégié de prise de conscience de la dangerosité de certaines habitudes.

Substances psychoactives	**Risques obstétricaux**	**Effets sur le fœtus et/ou le nouveau-né**
Tabac	Risque accru de retard de croissance intra-utérin et de fausses couches	Cf p. 45
Alcool	Idem	Risque accru de malformations Syndrome de sevrage néonatal
Cannabis	Risque accru d'accouchements prématurés	Risque accru de troubles du comportement du nouveau-né

Substances psychoactives	Risques obstétricaux	Effets sur le fœtus et/ou le nouveau-né
Cocaïne	Risque accru de retard de croissance intra-utérin, d'accouchements prématurés et de fausses couches	Risque accru de malformations et de mortalité néonatale
Opiacés	Idem	Risque accru de mortalité néonatale, syndrome de sevrage néonatal

Il faut ajouter à cette liste toutes les drogues de synthèse qui sont de plus en plus consommées (ecstasy, etc.).

Nous insistons sur le fait de ne surtout pas banaliser la consommation de ces substances psychoactives, même occasionnellement. Résistez à un entourage parfois lui-même consommateur, qui pourrait ne pas prendre suffisamment au sérieux leurs conséquences sur votre grossesse. Bien évidemment, la polyconsommation d'alcool et de drogues diverses majore très fortement les effets négatifs potentiellement catastrophiques pour le développement de votre futur enfant.

Dans votre démarche de sevrage, vous devez vous faire aider. Il existe de multiples équipes spécialisées au sein des services d'addictologie hospitaliers ou en clinique, assurant une prise en charge personnalisée.

Attention aux polluants de l'air extérieur et intérieur

L'exposition de la future mère à l'air pollué peut avoir des conséquences pour l'embryon. Parmi les nombreux polluants de l'air extérieur, les particules fines (PM 2,5, c'est-à-dire celles dont le diamètre est inférieur à 2,5 micromètres, d'après la terminologie anglaise *particulate matter*) semblent constituer un risque majeur, comme l'a démontré une vaste enquête réalisée par l'Organisation mondiale de la santé[13]. Elles sont émises par les moteurs Diesel (dans une moindre proportion avec les nouvelles normes), ainsi que par une certaine forme d'industrie et d'agriculture. Parmi les autres polluants de l'air extérieur, il faut citer : les oxydes d'azote, les composés organiques volatils (COV*), le monoxyde de carbone, le dioxyde de soufre, les hydrocarbures aromatiques polycycliques (HAP*)...

Évidemment, vous ne pouvez pas agir directement sur cette pollution de l'air extérieur, qui est du ressort, en termes de réglementation, des autorités sanitaires et politiques. En revanche, vous pouvez réduire la pollution engendrée involontairement dans vos habitations, qui est souvent sous-estimée. En la diminuant, votre organisme neutralisera plus facilement les autres substances extérieures, grâce aux divers mécanismes de défense propres à chaque individu (notamment grâce à des enzymes et des petites molécules appelées « chimiokines »).

Méfiez-vous des ondes électromagnétiques des téléphones portables, du wi-fi, de la tablette...

Sans vouloir tenir un discours alarmiste et face à des études contradictoires, il est néanmoins déconseillé aux enfants et préadolescents d'utiliser des téléphones portables en dehors de situations d'urgence. Ce qui est vrai pour les enfants l'est, *a fortiori*, pour l'embryon, même si ce n'est pas lui qui tient le téléphone !

Les ondes peuvent avoir des répercussions sur l'organisme par la structure même des atomes et de leurs électrons de nature oscillatoire et rotatoire. Sans entrer dans des détails trop techniques, certaines fréquences émises par différents types d'appareils peuvent créer des effets de résonance et induire ainsi des modifications des fonctions cellulaires. Expérimentalement (chez l'animal), en raison de la perturbation de la perméabilité de la membrane des cellules entre l'intérieur (milieu intracellulaire) et l'extérieur (milieu extracellulaire : sang, lymphe), on a pu observer des modifications de répartition de différents ions engendrant des troubles biologiques. Les neurones du cerveau, et plus spécifiquement ceux d'une zone appelée « l'hippocampe », y sont vulnérables, or cette zone cérébrale est impliquée dans la mémoire, les capacités de concentration et d'apprentissage. C'est pourquoi on ne peut que vous conseiller de ne prendre aucun risque d'erreur de « programmation » neurobiologique pour votre enfant à naître.

Il est possible que, en plus de l'exposition aux différentes substances chimiques délétères impactant le cerveau en formation, divers troubles cognitifs et psychiques (notamment de déficit de l'attention) soient, pour partie, liés à des expositions répétées et précoces à certains types d'ondes. Il est probable que ces facteurs soient influencés par des susceptibilités individuelles, comme nous le révéleront certainement des études à venir.

L'augmentation de la fréquence de l'autisme est préoccupante, comme en témoignent différentes analyses. Dans les années 1980, on estimait qu'un enfant sur 1 000 pouvait être touché, mais, en 2011, une étude en Corée du Sud avançait des chiffres beaucoup plus alarmistes sur l'autisme et les déficiences intellectuelles des enfants des pays occidentaux : aux États-Unis, environ un enfant sur six présenterait une déficience intellectuelle, allant de légère (comme des troubles mineurs du langage) à grave (autisme). Il n'est pas exclu que des expositions à certaines fréquences favoriseraient ces états.

Quoi qu'il en soit, de nombreuses institutions, dont l'Anses – Agence nationale de sécurité sanitaire de l'alimentation, de l'environnement et du travail – et l'Académie américaine de pédiatrie, ainsi que les pédiatres sont de plus en plus préoccupés par les conséquences de l'exposition à diverses sources d'« ondes ». L'Organisation mondiale de la santé, quant à elle, a classé en mai 2011 les ondes des téléphones portables comme cancérogènes possibles (catégorie 2B). On observe en effet une majoration du risque du cancer du cerveau (gliome) de 30 %, avec des risques triplant au bout de 25 ans d'utilisation importante. L'analyse de l'impact des différentes ondes électromagnétiques sur le développement embryonnaire est toujours en cours d'étude, ainsi que son degré de dangerosité – les études expérimentales concernant, bien sûr, des modèles animaux.

Pendant toute la période de votre grossesse, vous devez suivre les recommandations ci-après, faciles à mettre en œuvre :

- Ne jamais dormir avec un téléphone portable allumé.
- Réduire au strict minimum l'utilisation des téléphones portables, en privilégiant les kits oreillettes permettant d'éloigner l'appareil. Préférer l'utilisation des téléphones filaires.
- En cas d'utilisation occasionnelle d'un téléphone portable, ne jamais l'utiliser en mouvement (marche, voiture…), car la puissance de captation est fortement augmentée.

- Éviter si possible d'être exposée au wi-fi.
- Réduire drastiquement l'usage de tous les appareils émettant des ondes électromagnétiques, tout particulièrement pendant la grossesse.

Tout faire pour diminuer votre stress

Le développement du fœtus est optimisé lorsque la mère est en bonne santé, cela sonne comme une évidence. Insistons cependant sur les aspects psychiques avec, en premier lieu, la prise en considération du facteur « stress ». Un excès de stress et de troubles émotionnels a une influence négative à plusieurs niveaux : sur les taux circulant de différentes hormones et neurotransmetteurs du cerveau, ainsi que sur l'état nutritionnel. Dans ces situations, deux types de comportements alimentaires peuvent apparaître schématiquement : soit des fringales sucrées qui déséquilibrent la ration alimentaire, soit des pertes d'appétit modifiant l'apport alimentaire avec des risques de déficit qualitatif et quantitatif de nutriments indispensables au déroulement harmonieux d'une grossesse.

Il faut donc vous donner les moyens de vous créer un environnement favorable. Cela ne doit pas être un vœu pieux, mais bien une nécessité à mettre en place rapidement, dès le début du premier trimestre. Le bon déroulement de votre grossesse ainsi que le développement optimal de votre enfant en dépendent.

En cas de conditions professionnelles défavorables, prenez les bonnes mesures

Une vaste étude diligentée par l'Institut national de la santé et de la recherche médicale (Inserm) auprès de plus de 60 000 femmes, publiée en 2009, a alerté sur le fait que les femmes de ménage enceintes avaient plus de risque d'avoir des enfants souffrant de malformations (deux fois et demie plus de risque), ainsi que les coiffeuses. Quelle interprétation peut-on en donner ? Tout simplement qu'elles manipulent et inhalent plus de produits chimiques, assez courants, que la moyenne des autres femmes. Bien sûr, il s'agit d'un usage professionnel, mais ces données sont alarmantes et le silence des pouvoirs publics est inexplicable, alors que de fermes recommandations de prévention devraient être largement délivrées. Pour tout un chacun, l'exposition répétée aux composés présents dans les produits d'entretien conventionnels est préoccupante, tout particulièrement pour les femmes enceintes ; nous vous délivrerons les alternatives possibles (cf p. 162).

Sur le plan professionnel, en théorie, vous êtes protégée de différents types de risques puisque la médecine du travail doit vous informer des substances à problèmes connues en cas de grossesse. En outre, actuellement, la réglementation impose à l'employeur de procéder à une évaluation des risques liés à tout poste de travail occupé par une femme enceinte. Ainsi, vous ne devriez pas être en contact direct avec des substances reprotoxiques* de la catégorie 1 et 2 ou mutagènes*. Il faut que vous ayez connaissance des quantités que vous inhalez et manipulez, qu'elles soient quotidiennes ou ponctuelles. Vous devez recevoir (et sinon exiger) des indications exhaustives concernant les risques encourus. Or, selon une évaluation de la revue *Prescrire*[14], seuls 42 % des fabricants respectent cette règle !

On ne peut que constater que les pouvoirs publics ne se donnent pas suffisamment les moyens d'évaluer les substances toxiques pouvant occasionner des dommages au fœtus. Quant aux industriels, il leur arrive de cacher certaines données toxicologiques, comme ce qui s'est passé aux États-Unis pour le PFOA* entrant dans la fabrication du revêtement antiadhésif de certaines poêles (cf. p. 114). Aussi, si vous travaillez dans des secteurs tels que la fabrication ou la manipulation de substances chimiques (pharmacie, peinture, certains produits de bricolage, pesticides...), de matières plastiques ou toute autre activité vous mettant en contact avec des substances chimiques, soyez extrêmement vigilante. La marche à suivre est d'informer la médecine du travail et votre médecin traitant dès le début de votre grossesse. Si vous êtes dans une situation d'exposition à risque (en théorie, même avant la grossesse effective, il faudrait prendre de réelles précautions), votre employeur doit vous fournir un travail plus en adéquation avec votre état (de nature administrative, par exemple). Si cela n'est pas possible, vous arrêtez de travailler et il doit vous garantir, selon la réglementation, une indemnisation selon votre degré d'ancienneté. Sur le plan économique, cela peut vous poser quelques soucis mais, compte tenu des enjeux, il est fondamental de vous éloigner de tous les risques pouvant engendrer des malformations, des retards mentaux ou des diminutions du périmètre crânien (microcéphalie) chez votre enfant.

Plus largement, vous ne devez pas non plus être exposée à des risques d'origine biologique ou aux rayonnements ionisants, qui correspondent à des rayonnements particulaires magnétiques. Cela concerne, par exemple, les manipulatrices d'appareils de radiologie.

Soyez déterminée face à votre employeur, qu'il soit public ou privé. Nous avons pu le constater lors de nos consultations, quelques employeurs s'affranchissent de certaines règles. La protection professionnelle des femmes enceintes demeure dans bien des cas très largement insuffisante. N'hésitez pas à vous renseigner et à consulter la médecine du travail, votre médecin traitant, votre sage-femme ou votre médecin obstétricien si besoin.

Pratiquez régulièrement un exercice physique

Cela peut paraître anecdotique, mais l'exercice physique est indispensable, même pendant la grossesse. Plusieurs études[15] indiquent que la pratique d'un exercice modéré pendant la grossesse est bénéfique à la fois pour la mère et pour l'enfant. Dans l'une d'elles, des femmes faisant 2 heures d'exercice par semaine ont été comparées à d'autres n'en pratiquant que durant 12 minutes. L'activité cérébrale des bébés nés des mères du premier groupe s'est révélée supérieure à celle des bébés du deuxième groupe ! Par ailleurs, la pratique d'un exercice modéré (par exemple, la marche, la natation ou le vélo – avec prudence pour ne pas chuter) diminue, d'une manière générale, le risque d'hypertension et de diabète, à partir du moment où il est associé à une alimentation saine.

Les bénéfices sont nombreux, car le risque de césarienne est réduit, ainsi que celui d'avoir un « gros » bébé à la naissance.

De façon étonnante, la pratique d'un exercice physique par le père a également des effets bénéfiques sur la qualité du sperme, mais aussi, selon une expérience pratiquée sur des souris, sur le développement intellectuel de l'enfant ! Les souriceaux dont le géniteur avait fait de l'exercice pendant les six semaines précédant la conception possédaient des capacités d'apprentissage et une mémoire supérieure à celles des souriceaux nés de pères sédentaires. Misons sur le fait que c'est bien le cas du père de votre enfant…

LES ENNEMIS PUBLICS PRIORITAIRES

Les effets de nos modes de vie contemporains pendant la grossesse et sur le jeune enfant

LE TABAC, ENNEMI PUBLIC N° 1

Le constat suivant est désormais connu de tous : la fumée de tabac est un cocktail de substances toxiques. Elle est redoutable pour celui ou celle qui fume, pour son entourage et plus encore pour l'enfant à naître.

Les complications concernent la mère, avec risques majorés d'hémorragies, d'hématome rétroplacentaire, de rupture prématurée des membranes (poche des eaux)… C'est aussi une des premières causes de retard de croissance intra-utérin de l'embryon et de prématurité. Le tabagisme de la mère pendant la grossesse est également considéré comme favorisant la mort subite du nourrisson, la mortalité infantile de la première année, un périmètre crânien réduit du nourrisson et de multiples affections (en particulier respiratoires). Certaines malformations (de la hanche, un bec-de-lièvre…) seraient également plus fréquentes en cas de tabagisme. Enfin, les organes reproducteurs des garçons et des filles sont fragilisés. Le tableau ci-après (p. 46) recense les maladies cardiovasculaires et les types de cancer engendrés par le tabagisme.

Si vous fumez encore, peut-être n'avez-vous pas été suffisamment sensibilisée sur ces aspects. C'est le cas de bon nombre de femmes, comme en témoignent les chiffres :

21,8 % des femmes enceintes fument, et 15 % le font encore au troisième trimestre de leur grossesse. Ainsi, plus de 150 000 enfants par an sont intoxiqués *in utero*. C'est dramatique. Consultez de toute urgence votre médecin traitant, qui vous indiquera la marche à suivre pour réussir un sevrage rapide.

Le tableau suivant donne la liste des principaux composants responsables de pathologies causées par le tabac. Cette liste n'est pas exhaustive, car les industriels du tabac ajoutent de nombreux additifs, dont la combustion engendre la formation de multiples composés, jusqu'à plus de 1 000.

Agents responsables	**Maladies engendrées**	**Potentialisateurs ou agents associés**
Majeurs : monoxyde d'azote, oxydes d'azote, acide cyanhydrique, goudrons Également : cadmium*, zinc, monoxyde de carbone	Maladies cardiovasculaires	Nicotine, agents alkylants
Cyanure d'hydrogène, aldéhydes volatils, oxydes d'azote, monoxyde de carbone, goudrons	Troubles chroniques de la respiration (ventilation pulmonaire)	
Majeurs : hydrocarbures polynucléaires aromatiques, NNK++ Également : formaldéhyde*, acétaldéhyde, chrome, cadmium, nickel	Cancer du poumon et du larynx	Catéchol, promoteurs de tumeurs, acétaldéhyde, agents alkylants

Agents responsables	**Maladies engendrées**	**Potentialisateurs ou agents associés**
Majeurs : NNN^{+}, NNK^{++} Également : hydrocarbures polynucléaires aromatiques	Cancer de la cavité orale	Herpès simplex, alcool
NNN^{+}	Cancer de l'œsophage	Alcool
4-aminobiphény, 2-naphtylamine, autres amines aromatiques	Cancers urinaires et de la vessie	
NNK^{++}, NNAL^{+++}	Cancer du pancréas	

$^{+}$ NNN : N-nitrosonornicotinel

$^{++}$ NNK : 4-(méthylnitrosamine)-1-(3-pyridyl)-1-butanone,

$^{+++}$ NNAL : 4-(méthylnitrosamino)-1-(3pyridyl)-1-butanol

Parmi les nombreux additifs ajoutés au tabac par les fabricants, on trouve :

- des humectants (glycérol, propylène-glycol et autres). Ils peuvent représenter jusqu'à 5 % du poids de la cigarette ;
- des aromatisants, dont de l'ammoniac et des dérivés ammoniacaux ;
- des agents de combustion, principalement des nitrates.

Principaux risques de l'exposition au tabac pour l'enfant

Type de tabagisme	**Risques pour le fœtus et l'enfant**
Tabagisme maternel pendant la grossesse	Retard de croissance intra-utérin Fausse couche Naissance prématurée Asthme Augmentation du risque de cancer Augmentation du risque de mort subite de l'enfant Troubles de comportements chez l'enfant Augmentation du risque d'obésité Faible poids à la naissance Plus petite taille de l'enfant Baisse des performances scolaires Majoration des maladies respiratoires Augmentation du risque de dépendance à la nicotine
Tabagisme paternel pendant la grossesse	Augmentation du risque de cancer Faible poids à la naissance Plus petite taille de l'enfant
Tabagisme paternel et maternel après la naissance	Augmentation de la fréquence des otites, de l'asthme, des bronchites, des angines, des pneumonies Augmentation du risque de mort subite du nourrisson

Cesser de fumer dès la conception, et bien avant, est donc une priorité absolue qui concerne non seulement la future mère mais aussi son conjoint : le tabagisme dit « passif » ou indirect étant également redoutable par les fumées inhalées.

L'ALCOOL, ENNEMI PUBLIC N° 2

Les effets dévastateurs d'une consommation de boissons alcoolisées pendant la grossesse sont, eux aussi, bien identifiés. L'alcool absorbé par la mère traverse le placenta et peut provoquer, dans certains cas, le syndrome d'alcoolisation fœtale (2 000 enfants en sont atteints chaque année). Il se traduit notamment par des déformations du visage, des retards de croissance et des perturbations du développement intellectuel. Le risque court tout le long de la grossesse et plus particulièrement pendant le premier trimestre. On a longtemps pensé que les risques ne concernaient que les enfants de femmes grandes consommatrices d'alcool. On sait aujourd'hui qu'une consommation même modérée – par exemple, un verre de vin par jour – peut avoir des effets délétères sur le développement du fœtus. Insistons bien sur le fait que, **chez la femme, aucune étude ne montre le seuil en dessous duquel il n'y aurait pas de risque.** La recommandation unanime des médecins et sages-femmes, en fonction des données scientifiques, est simple : abstinence de toute prise de boisson alcoolisée pendant la grossesse et jusqu'à son terme. Insistons sur le fait que même des prises occasionnelles sont néfastes pour le cerveau de l'embryon et ses nerfs optiques.

La consommation d'alcool du père avant la conception peut également perturber le développement du fœtus, ce qui peut paraître surprenant. Cela s'explique par les modifications épigénétiques* de l'ADN du sperme. Les conséquences pour l'enfant peuvent être une diminution de sa future fertilité, des modifications du comportement, une réduction des facultés intellectuelles et même des malformations à la naissance.

On dispose de peu de données sur les quantités de boissons alcoolisées consommées par le géniteur pouvant avoir ces effets ; il semblerait que ce soit des prises importantes (supérieures à deux verres de vin par jour) qui puissent engendrer de tels effets négatifs sur sa descendance.

Ne prenez pas à la légère l'importance de l'abstinence complète de prise de boisson alcolisée qui est un puissant toxique, en raison de l'éthanol et de ses métabolites comme l'acétaldéhyde.

CANNABIS ET AUTRE DROGUES

La consommation de drogues par la femme enceinte doit évidemment être bannie pendant la grossesse. Elle peut en effet avoir de nombreuses conséquences négatives : faible poids à la naissance, diminution de la circonférence du crâne, naissance prématurée, modifications du comportement, altération du sommeil et même troubles du comportement chez l'enfant.

La consommation de cannabis provoque un défaut d'apport d'oxygène au fœtus (hypoxie). Le delta-9-tétrahydrocannabinol, premier principe actif passant la barrière placentaire, est responsable d'une grande partie des effets délétères. Sur le plan statistique, la consommation des femmes enceintes est difficile à évaluer, car nombreuses sont celles qui ne souhaitent pas le déclarer. Comme le rapportent O. Cottencin et M. Goudemand (M. Lejoyeux, *Addictologie*, Elsevier

Masson, Paris, 2e edition, 2013), la toxicité du cannabis, comme celle de l'alcool, a aussi des effets à long terme sur l'enfant. Deux études longitudinales sur près de 20 ans chez les sujets exposés in utéro au cannabis ont montré l'existence d'altérations cognitives portant sur la mémoire, l'attention des fonctions exécutives, d'altérations émotionnelles et comportementales"

L'effet des drogues dites « dures » (cocaïne, héroïne, amphétamines, ecstasy) est encore plus grave, vous en avez un aperçu dans le tableau p. 33. Le syndrome de sevrage néonatal (SSN) est la complication immédiate principal. Il se traduit par des trémulations, convulsions, troubles respiratoires… Pour des informations complémentaires sur la prise en charge des addictions, n'hésitez pas à consulter le site de l'INPES, Institut national de prévention et d'éducation pour la santé (www.inpes.santé.fr).

CUISINE
ET SALLE À MANGER

Alimentation spécifique et choix des ustensiles de cuisine

À la cuisine

1. **Les œufs :** il faut choisir en priorité les œufs dont le chiffre sur la coquille et sur l'emballage commence par 0 (œufs bio) ou par 1.
2. **Le pain :** privilégier le pain complet au pain blanc, car l'index glycémique de ce dernier est plus élevé. Le pain complet doit, de préférence, être consommé bio, car les pesticides se concentrent dans les enveloppes extérieures du blé.
3. **Les bocaux en verre :** le verre est une matière quasiment neutre au sein de laquelle les interactions entre contenant et contenu sont considérées comme très faibles. Il est donc préférable d'acheter des conserves de légumes conditionnées dans des bocaux de verre, même si certains couvercles sont améliorables.
4. **Vinaigre blanc, bicarbonate de soude et véritable savon de Marseille :** ce sont les principaux produits de nettoyage dont vous avez besoin dans votre cuisine.
5. **Les produits surgelés :** n'achetez que des produits bruts, juste pelés ou découpés, mais non cuisinés.

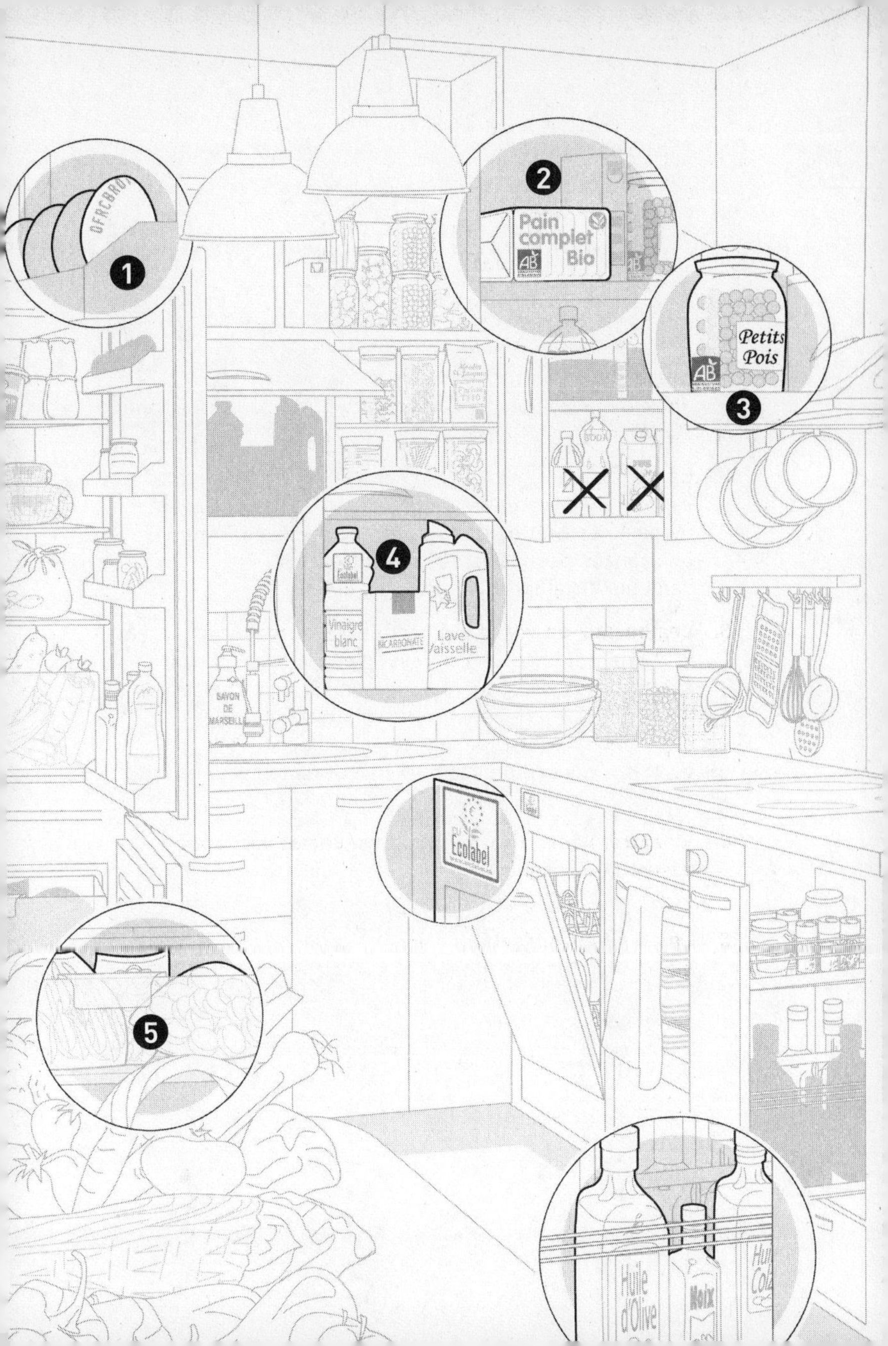
1
2
Pain complet Bio
AB
3
Petits Pois
AB
SODA
4
Ecolabel
Vinaigre blanc
BICARBONATE
Lave Vaisselle
SAVON DE MARSEILLE
Ecolabel
5
Huile d'Olive
Noix

QUELLE ALIMENTATION PENDANT LA GROSSESSE ?

Durant toute votre grossesse, il est indispensable que vous adoptiez une alimentation spécifique, c'est-à-dire adaptée. Elle doit répondre à plusieurs critères : prévention des risques chimiques liés à la présence de multiples substances de synthèse dans un grand nombre de produits alimentaires, prévention du risque infectieux et prévention des carences possibles en vitamines et éléments minéraux.

Le fœtus, victime des déséquilibres alimentaires de la mère

Plusieurs déséquilibres dans l'alimentation de la mère peuvent avoir des conséquences néfastes sur le développement du fœtus, puis de l'enfant.

- La carence en folates (vitamine B9) est le risque le plus fréquent et le plus connu. Elle peut causer des malformations, principalement des anomalies du système nerveux : altération du développement du tube neural, avec notamment des spina-bifida qui correspondent à un défaut de fermeture des vertèbres ; à un stade plus avancé peuvent même survenir des malformations cranio-cérébrales.

- Une consommation élevée par la mère de produits dits de « glycation » (notamment l'acrylamide), qui se forment lors de la cuisson prolongée d'aliments transformés riches en certains glucides (chips, frites trop cuites, café en excès), peut favoriser le diabète gestationnel.
- Un apport insuffisant de protéines dans l'alimentation de la mère peut perturber le développement du fœtus, ce risque étant principalement à prendre en compte par les végétaliens et les crudivores.
- Un excès de certaines matières grasses et de sucre a un impact négatif sur le poids et le développement intellectuel de l'enfant.
- L'obésité de la mère augmente les risques de pré-éclampsie se manifestant notamment par une hypertension gravidique, de diabète gestationnel avec, pour l'enfant, un risque de macrosomie fœtale (poids de plus de 4 kg pour une grossesse à terme), et des anomalies du système nerveux (ATN : anomalie du tube neural) deux fois plus élevées.

Il convient d'insister sur le fait que l'alimentation contemporaine industrialisée de type anglo-saxon favorise le surpoids, avec, en parallèle, de multiples déficits d'apport en vitamines et minéraux.

La prise de poids pendant une grossesse normale doit être comprise entre 11,5 kg et 16 kg ; pour les femmes en surpoids et obèses, elle ne devrait être que de 6,8 kg.

Prévention des risques chimiques

La supériorité de l'alimentation bio

L'avantage de l'alimentation bio est qu'elle limite le risque d'être exposée à des résidus de pesticides qui peuvent avoir des effets délétères. Ces résidus se rencontrent dans les produits conventionnels et sont fort rares dans les produits bio. S'ils y sont présents, à l'état de trace, cela ne peut que résulter de contaminations accidentelles, notamment par diffusion par le vent d'une culture à l'autre. La toxicité de nombreux pesticides est de mieux en mieux documentée lors d'expositions élevées, comme dans le cas des agriculteurs et des ouvriers fabriquant des produits phytosanitaires. Les conséquences sont très préoccupantes chez les agricultrices et ouvrières enceintes, comme l'a montré l'étude PELAGIE de l'Inserm – Institut national de la recherche scientifique et médicale (cf annexe p. 251, « L'étude PELAGIE »). En revanche, l'impact sur la santé des consommateurs absorbant des résidus de pesticides par l'alimentation avait, jusqu'à présent, été peu étudié.

Après des années de controverses sur les répercussions respectives de la consommation d'aliments conventionnels et bio sur la santé, le bilan à en tirer ne fait plus aucun doute aujourd'hui, comme l'ont confirmé des études récentes qui démontrent les atouts santé d'une consommation de produits bio. La première étude[16] conclut que les produits bio contiennent quatre fois moins de pesticides, moitié moins de cadmium* et jusqu'à 69 % d'antioxydants de plus que les produits conventionnels (cf annexe p. 251, « Composition des produits bio par rapport aux conventionnels »). La plus récente[17] (juillet 2015) montre que les cas d'hypospadia (une malformation du pénis à la naissance qui touche 1 garçon sur 250) étaient deux fois moins nombreux chez les garçons dont les mères mangeaient bio que chez ceux dont les mères avaient une alimentation conventionnelle. Enfin, une étude portant sur près de 50 000 personnes et réalisée dans le cadre de l'étude Nutrinet Santé[18] montre que les consommateurs bio ont – à apport calorique et niveau d'exercice identiques – un risque fortement diminué d'être obèses ou en surpoids par rapport aux consommateurs de produits conventionnels (cf annexe p. 252, « Surpoids, obésité et apports en nutriments des consommateurs bio par rapport aux conventionnels »).

Soulignons le fait que l'agriculture biologique est un mode de production qui interdit l'utilisation de tous les pesticides chimiques de synthèse et tous les engrais chimiques. Il privilégie la biodiversité et a notamment pour objectif, outre la qualité nutritionnelle des aliments, d'améliorer la fertilité des sols, fortement dégradée en agriculture conventionnelle intensive par l'utilisation de nombreux produits chimiques, la monoculture et les labours profonds. Des résidus de pesticides sont présents une fois sur deux dans les fruits et légumes conventionnels.

À vous de choisir... Il existe de plus en plus de labels*, mais quelques règles simples vous permettront de vous y retrouver, quelles que soient les marques.

Logos	Principaux labels* bio	Caractéristiques
CERTIFIÉ AB AGRICULTURE BIOLOGIQUE	AB (agriculture biologique)	Label bio français connu de tous : pas d'utilisation de produits chimiques de synthèse (pesticides, engrais…), pas d'OGM, souci du bien-être animal, 95 % des ingrédients issus de l'agriculture bio. Les organismes certificateurs : **Ecocert, Agrocert, Certipaq Bio, Bureau Veritas, Certisud, Certis, Bureau Alpes Contrôles, Qualisud, Biotek**
	Feuille Euro : label bio européen	Obligatoire sur tous les produits bio vendus en Europe (lieu de production mentionné). La feuille verte apporte les mêmes garanties que le logo AB, c'est-à-dire le respect du cahier des charges européen
NATURE & PROGRES	Nature et Progrès	Respect du cahier des charges européen + exigences supplémentaires (notamment interdiction de la mixité, au moins 50 % des aliments du bétail doivent être produits sur l'exploitation, les poules doivent disposer chacune d'au moins 10 m^2 d'espace extérieur)
Bio Cohérence	Bio Cohérence	Respect du cahier des charges européen + exigences supplémentaires (notamment interdiction de la mixité, seuil minimum de contamination par les OGM limité à 0,1 %, alimentation des herbivores produite à au moins 80 % sur l'exploitation)

Logos	**Principaux labels* bio**	**Caractéristiques**
demeter Agriculture Bio-Dynamique DEMETER	Demeter	Respect du cahier des charges européen + exigences supplémentaires (notamment interdiction de la mixité et de la présence de traces d'OGM, 80 % des aliments du bétail doivent être produits sur l'exploitation, liste d'additifs autorisés fortement réduite)
BIO PARTENAIRE	Bio Partenaire	Label remplaçant les labels Bio solidaire et Bio équitable, dont peuvent bénéficier des produits déjà labellisés bio. Il est basé sur le respect d'un référentiel garantissant notamment aux producteurs un prix suffisant et établi par l'association Bio Partenaire en collaboration avec l'organisme certificateur Ecocert
ÉQUITABLE ECOCERT Contrôlé par Ecocert	Ecocert Équitable	En plus du label AB, commerce équitable, pas de cultures sous serres chauffées, sauf par des énergies renouvelables, biodiversité conservée au maximum

Les additifs alimentaires

La règle doit être de ne pas en avoir, ou le plus rarement possible, dans votre assiette. Les additifs sont les conservateurs, colorants, émulsifiants*, exhausteurs de goût, etc. ajoutés aux aliments dénaturés pour les colorer, leur donner du « goût » et prolonger leur durée de vie. Or ils sont insuffisamment étudiés, et plus particulièrement en ce qui concerne la femme enceinte et son enfant. On les trouve très largement dans l'alimentation contemporaine, bien que l'état des connaissances scientifiques sur leurs effets soit réellement lacunaire. Il est nécessaire de prendre conscience du fait que les intérêts financiers d'un certain nombre d'industriels sont parfois très éloignés des impératifs de santé.

Pour limiter les apports en additifs alimentaires, réduisez tout simplement les produits transformés industriellement. Lisez les étiquettes, leur présence est indiquée soit par un nom de code avec E suivi d'un chiffre, soit par le nom de l'additif lui-même. La règle que nous vous proposons est simple : ne consommez pas de produits contenant des additifs en dehors de ceux autorisés dans les produits bio (soit 48, contre 350 en moyenne pour les produits conventionnels, cf tableau suivant). Nous vous conseillons même d'aller encore plus loin : bannissez les produits en contenant plus de trois autorisés en bio, même si cela peut paraître arbitraire.

Nom de code	Nature de l'additif
E100 à E180	Colorants : ils peuvent être soit naturels, soit de synthèse.
E200 à E297	Conservateurs : ils prolongent la durée de vie des aliments en évitant le développement de bactéries et de moisissures et, de ce fait, sont des « tueurs » du vivant. Ils n'ont pas tous la même dangerosité.
E300 à E322	Anti-oxygène : ils limitent le risque d'oxydation des aliments et donc, par exemple, le rancissement des corps gras ou le brunissement des végétaux.
E325 à E385	Acidifiants : ils corrigent et ajustent les saveurs.

Nom de code	**Nature de l'additif**
E400 à E496	Agents de texture : épaississants, gélifiants, agents d'enrobage utilisés afin de stabiliser et de rendre agréables certaines textures alimentaires. Ils ne sont pas tous anodins mais ne provoquent généralement (en cas de grande consommation) que des troubles digestifs ou allergiques.
E500 à E585	Anti-agglomérants, poudres à lever, affermissants… Certains sont voisins de la catégorie précédente des agents modifiant les textures.
E620 à E650	Exhausteurs du goût : ils sont 18 à rehausser le goût des aliments et font régulièrement l'objet de nombreuses polémiques avec notamment le glutamate (E621).
E900 à E927 b	Agents d'enrobage : ils donnent aux aliments un aspect lisse et brillant et sont supposés faire mieux vendre. Certaines cires sont synthétiques en polyéthylène oxydé (E914).
E938 à E949	Gaz propulseurs : il s'agit plutôt de gaz emballage, comme dans le cas de la crème chantilly.
E950 à E967	Édulcorants : ils concernent les produits *light* avec différents types de substances. Des doutes sur l'innocuité de certains d'entre eux existent.
E999 à E1520	Support de solvants* additifs, enzymes, agents moussants : des informations plus précises sur leurs effets sont nécessaires.

Une grande vigilance s'impose en ce qui concerne les additifs de synthèse – même s'ils ne sont pas tous à considérer de la même manière. Christophe Brusset, cadre de l'industrie agroalimentaire, indiquait dans une interview parue dans le journal *Le Point* du 10 septembre 2015 que, sur « 300 additifs, 50 sont identifiés comme dangereux, et ils sont toujours autorisés ». Non seulement les connaissances sont parcellaires – notamment en termes d'interactions entre substances –, mais il faut savoir que certains additifs peuvent être présents sous forme de nanoparticules sans que cela soit clairement mentionné sur l'étiquette. Cela n'est-il pas contraire à ce que préconise la réglementation ? Peu importe, certains industriels s'en affranchissent, ou remettent des fiches techniques incompréhensibles ! Or, les effets de ces nanoparticules sont scientifiquement mal appréhendés et peuvent atteindre directement l'embryon. Les produits bio, qu'ils soient alimentaires ou cosmétiques, n'en contiennent pas.

Dans une tribune du journal *Le Monde* datée du 9 septembre 2015, Fabienne Gauffre, chargée de recherche au Centre national de la recherche scientifique à l'Institut des sciences chimiques de Rennes, émettait les préconisations suivantes : « Il serait raisonnable de limiter l'exposition directe des consommateurs, en particulier dans l'alimentation. [...] *A minima*, un affichage clair sur les produits contenant des nanomatériaux permettrait aux consommateurs de prendre leurs responsabilités. Or, si l'étiquetage obligatoire a bien pris effet dans les cosmétiques depuis juillet 2013, il tarde à se mettre en place dans l'alimentation, bien qu'il soit prévu depuis 2011. »

La règle est de consommer des produits frais ou surgelés bruts, non transformés industriellement et de préférence bio.

Additifs autorisés en bio (liste à avoir sur vous)

Les 48 additifs autorisés en alimentation bio d'origine naturelle
(les additifs de synthèse sont en italique dans le tableau)

Colorants
E153 Charbon végétal
E160B Rocou ou Bixine ou Norbixine
E170 Carbonate de calcium
Conservateurs
E220 Anhydride sulfureux
E223 Métabisulfite de sodium
E224 Disulfite de potassium
E250 Nitrite de sodium
E252 Nitrate de potassium
E270 Acide lactique
E290 Dioxyde de carbone
E296 Acide malique
Antioxydants
E300 Acide ascorbique
E301 Ascorbate de sodium
E306 Extraits riches en tocophérols
E322 Lécithines de soja
E325 Lactate de sodium
E330 Acide citrique
E331 Citrates de sodium
E333 Citrates de calcium
E334 Acide tartrique
E335 Tartrates de sodium
E336 Tartrates de potassium
E341 Phosphates de calcium
E392 Extrait de romarin

Agents de texture
E400 Acide alginique
E401 Alginate de sodium
E402 Alginate de potassium
E406 Agar-agar
E407 Carraghénane
E410 Farine de graines de caroube
E412 Gomme guar
E414 Gomme d'acacia
E415 Gomme xanthane
E422 Glycérol
E440 Pectines
E464 Hydroxypropylmethylcellulose

Divers : anti-agglomérants…
E500 Carbonates de sodium
E501 Carbonates de potassium
E503 Carbonates d'ammonium
E504 Carbonates de magnésium
E509 Chlorure de calcium
E516 Sulfates de calcium
E524 Hydroxyde de sodium
E551 Dioxyde de silicium
E553b Talc

Additifs gazeux
E938 Argon
E939 Hélium
E941 Azote
E948 Oxygène

Les sodas et autres jus industriels

Les sodas contiennent, pour une grande partie d'entre eux, une multitude d'additifs. Par exemple, dans les colas, le colorant E150d donnant la couleur de caramel n'est autre qu'un dérivé de l'ammoniaque. Bien d'autres additifs peuvent être présents, de l'acide phosphorique (pour lequel plusieurs études soulignent un risque de majoration d'ostéoporose) à l'acide citrique (peu recommandable en excès pour l'émail des dents). Ces boissons apportent des doses massives de sucre, en moyenne l'équivalent de quatre morceaux de sucre pour un verre de 200 ml, or l'organisme ne sait pas métaboliser des afflux si soudains.

Quant aux boissons « allégées », de nombreuses interrogations subsistent au sujet de leur innocuité. Pour les femmes enceintes, des études ont alerté sur le fait que des accouchements prématurés pouvaient subvenir dès la consommation d'une boisson gazeuse *light* par jour. Les conclusions de ces études, pourtant financées par des organismes officiels européens, n'ont cependant pas été prises en considération par les autorités sanitaires européennes ! Néanmoins, l'Agence sanitaire française (Anses) insiste sur le fait qu'il n'y a aucun bénéfice nutritionnel à consommer un produit comme l'aspartame. Autrement dit, en langage administratif : « Abstenez-vous ! » Un extrait de la conclusion du rapport de l'Anses souligne « que l'étude d'Halldorsson (2010)[19] fait état d'une relation effet-dose entre la consommation de boissons édulcorées et le risque d'accouchement prématuré induit… L'Anses souligne l'absence de bénéfice nutritionnel propre démontré de cette consommation chez la femme enceinte. »

Il est stupéfiant de constater que l'Europe ne donne pas suffisamment de recommandations de protection aux femmes enceintes à la lumière de nos connaissances scientifiques actuelles. À Bruxelles, l'attitude surprenante des responsables européens tend plutôt à signifier que, comme la présence d'édulcorants est mentionnée sur les étiquettes, si les femmes ne souhaitent pas en prendre, elles n'ont qu'à les lire !

Cependant, rien n'est fait pour vous faciliter la tâche : par exemple, l'aspartame est mentionné soit sous le nom de code « E951 », soit par la périphrase « source de phénylalanine », soit parfois directement par le nom de la substance. Même si l'étiquetage doit évoluer, force est de constater qu'il n'est pas simple de s'y retrouver. L'insuffisant sens des responsabilités des représentants des institutions européennes est tout à fait critiquable.

Les graisses d'origine animale présentes dans les viandes grasses et les charcuteries

Elles contiennent non seulement des acides gras dits « saturés » néfastes pour le cœur et les vaisseaux lorsqu'ils sont consommés en excès, mais également des pièges de nombreux polluants dénommés « lipophiles », c'est-à-dire se stockant dans les graisses. Il s'agit notamment des dioxines*, des PCB*, des dérivés polybromés* et de nombreux perturbateurs endocriniens* pouvant modifier le métabolisme. Ajoutons la problématique des nitrites (E249, E250) présents comme conservateurs dans les salaisons. Si la consommation de viande permet de lutter contre le risque de déficit en fer, il est avant tout indispensable de la choisir maigre et bio (cf tableaux p. 97).

L'eau

En France, l'eau du robinet est recommandable pour la femme enceinte, à la condition que sa teneur en nitrates, en pesticides et en aluminium soit réduite. Pour connaître leurs concentrations dans votre commune, vous pouvez vous rendre dans votre mairie, les résultats des analyses y sont affichés. Plus simplement, le site www.eaupotable.sante.gouv.fr vous renseignera sur la concentration d'un certain nombre d'éléments présents dans l'eau (il suffit d'indiquer le nom de votre commune).

Il est important que les femmes enceintes veillent à consommer une eau pauvre en nitrates (moins de 10 mg/l) (cf annexe p. 253, « Pour en savoir plus sur les nitrates »). Si la teneur en nitrates de l'eau de votre commune est trop élevée, choisissez des eaux minéralisées ou de source embouteillées, elles en contiennent très peu, comme cela est mentionné sur l'étiquette.

Pour ce qui est de l'aluminium, sa présence se trouve également indiquée sur les analyses de l'eau de votre commune. Il peut être utilisé pour éviter que l'eau ne soit trouble ; ce mécanisme dit « de floculation » permet d'éliminer les impuretés. Seize millions de Français sont encore soumis à cette technique, mais il existe des alternatives comme celles utilisant un sel de fer dont l'innocuité a été démontrée. L'impact de l'aluminium présent dans l'eau en quantité infinitésimale est imparfaitement évalué, mais vérifiez que le taux ne dépasse pas 50 µg/l, la norme européenne étant de 200 µg/l. Il peut y avoir également – et surtout – d'autres sources d'exposition alimentaire à l'aluminium, notamment par divers additifs : E173, E520 à E523, E541, E554 à E559, E1452.

Cela étant, les eaux embouteillées dans du plastique ne sont pas non plus la panacée, puisque des résidus de divers contaminants ont pu y être détectés (échantillons analysés par *60 Millions de consommateurs* en 2013), sans que l'origine de ceux-ci ait pu être clairement établie. On ne peut que déplorer le fait que les bouteilles ne soient pas en verre (consigné), car cela limiterait ainsi le risque d'interactions entre le contenant et le contenu.

Au sujet des pollutions, il faut également souligner la possible présence de différents résidus chimiques, notamment de médicaments. Il s'agit généralement de sources de contamination localisées. Renseignez-vous auprès d'associations de consommateurs de votre région.

En tenant compte des limites que nous venons de mentionner, vous pouvez parfaitement consommer l'eau du robinet pendant votre grossesse. Si vous optez pour des eaux minérales ou de source, choisissez, l'hiver et en période de fraîcheur, des eaux modérément à faiblement minéralisées (Évian®, Volvic®…), et, l'été et en cas de forte chaleur, des eaux plus richement minéralisées, qui aident à compenser les pertes sudorales (Vittel®…).

Prévention des risques infectieux

Grâce à une approche préventive, les risques infectieux sont de mieux en mieux maîtrisés pendant la grossesse. Sur le plan alimentaire, il existe trois principaux risques, dont votre obstétricien ou votre sage-femme ont déjà dû vous parler : la toxoplasmose, la salmonellose et la listériose. Selon les recommandations du ministère de la Santé, de l'Assurance maladie et de l'Institut national de prévention et d'éducation pour la santé, on peut résumer l'approche préventive de la façon suivante.

- Prévention de la toxoplasmose (un parasite, protozoaire traversant le placenta et contaminant l'embryon, dont le cycle passe par les félidés, essentiellement les chats, qui souillent ensuite la terre de leurs déjections) : toujours laver soigneusement les fruits et légumes, surtout s'ils sont destinés à être consommés crus ; bien cuire la viande – principalement celle des ovins – et le poisson ; éviter le contact avec la terre et avec toutes les situations de possibles souillures d'excréments de chat. Si on considère qu'une femme sur deux est susceptible d'être contaminée pendant la grossesse, la prévalence de la maladie recule (– 20 % ces dernières années) grâce aux mesures d'hygiène qui se sont généralisées. Cela étant, une contamination pendant la grossesse (primo-infection), et plus particulièrement pendant le premier trimestre, est redoutable : risque de mort fœtale, troubles neurologiques et ophtalmologiques majeurs (toxoplasmoses congénitales).

- Prévention de la salmonellose (il existe plusieurs types de bactéries du genre salmonelles plus ou moins graves) : en plus des mesures précédentes, ne surtout pas consommer de coquillages crus. En France, les toxi-infections alimentaires sont le plus souvent dues à des contaminations par les salmonelles. En cas de fièvre et de diarrhées, il convient de toujours consulter rapidement son médecin. La *Salmonella typhi*, la plus inquiétante, responsable des fièvres thyphoïdes, a heureusement pratiquement disparu de nos contrées.
- Prévention de la listériose (une bactérie, la *listeria monocytogenes*, est responsable de la maladie) : tous les produits animaliers crus sont à écarter (charcuteries crues, pâtés, produits en gelée, rillettes…, fromages au lait cru dont ceux à pâte molle, poissons crus, même ceux fumés). Aucun de ces produits ne doit être consommé pendant votre grossesse, même si les risques de contamination sont faibles – ils ont été divisés par dix en deux décennies. Cependant, la vigilance s'impose toujours et toute infection par cette bactérie pendant la grossesse peut entraîner des accouchements prématurés et un décès du fœtus *in utero*. Les symptômes d'une contamination peuvent être discrets, comme une sensation de fatigue et de la fièvre. Au moindre doute face à des signes « grippaux », somme toute assez banaux, consultez rapidement votre médecin.

Rappelons-le, il est capital de toujours bien se laver les mains avant chaque repas.

Prévention des carences vitaminiques et minérales

Un certain nombre de précautions doivent être prises afin de limiter le risque de déficit d'apport ou de carence en vitamines et minéraux, qui peuvent avoir des conséquences importantes sur le développement de votre enfant.

L'acide folique, ou vitamine B9, est certainement la vitamine dont il ne faut pas manquer afin de limiter le risque de malformations. Consultez le tableau de la p. 114 pour connaître les aliments les plus riches en cette vitamine, que vous devez consommer très régulièrement pendant votre grossesse.

La prise minimum d'acide folique doit être de 0,4 mg par jour ; il existe néanmoins des personnes plus à risque que d'autres, notamment celles prenant différents traitements médicamenteux comme certains anti-épileptiques. L'Agence sanitaire française (Anses) estime à 28 % la part de femmes en âge de procréer présentant un risque de déficit en vitamine B9 (taux de folates plasmatiques inférieur à 3 ng/ml). Dans un rapport daté de mars 2015[20], l'Anses remarque que, « en 2010, 53,5 % des femmes qui ont eu un enfant n'ont pas reçu d'acide folique. Pour les 40,3 % de celles qui ont reçu une supplémentation, dans 64 % des situations, la supplémentation a été trop tardive par rapport aux recommandations (deux mois avant et un mois après la conception). Seules 34,2 % des femmes ont reçu une supplémentation en période anténatale. » Les recommandations officielles sont les suivantes pour prévenir les anomalies : « apport en folates à partir du moment où la femme a un souhait de grossesse. [...] En consultation préconception, elle est jusqu'à la douzième semaine d'aménorrhée à la dose de 400 µg par jour » (0,4 mg). Cette notion de dosage est importante puisque, parallèlement, des chercheurs de l'université de Porto et de l'université catholique du Portugal ont récemment souligné qu'à l'inverse, un excès d'apport en acide folique – sous forme de supplémentation non justifiée – peut être préjudiciable et conduire au diabète et à l'obésité de l'enfant à naître, en particulier chez les filles. Il importe donc de trouver le bon équilibre, la priorité concernant les apports devant se faire par voie alimentaire.

La vitamine D est également essentielle, des déficits d'apport pouvant avoir des conséquences sur le développement du fœtus. Cette vitamine a ceci de particulier que l'alimentation ne peut pas toujours couvrir les besoins puisqu'elle se trouve essentiellement dans les corps gras, dont il ne faut pas abuser (beurre, huile, sardines…). L'ensoleillement est une autre source (la synthèse se faisant au niveau de la peau), mais, en période hivernale, et pour les femmes vivant dans les régions où il existe des déficits d'ensoleillement, des supplémentations sont assez systématiquement prescrites lors de la grossesse. Il est classique de donner une dose unique de 100 000 UI de vitamine D en ampoule à boire, généralement au troisième trimestre de grossesse. Les recommandations sont en train d'évoluer, puisqu'il semblerait qu'il soit plus judicieux de fournir deux doses, dont la première dès le premier trimestre.

La vitamine K intervient dans la coagulation. Certains médicaments modifient son métabolisme, aussi une supplémentation est-elle justifiée sous contrôle médical strict selon les traitements en cours. Les aliments riches en vitamine K sont les légumes verts du type des choux, brocolis, épinards, persil, ainsi que l'huile de colza.

L'iode est un élément essentiel (les besoins quotidiens sont estimés à 200 µg), un statut sanguin altéré pouvant avoir des conséquences négatives sur le fonctionnement de votre thyroïde et le développement de celle de votre enfant. Une étude australienne récente[21] suggère que tout déficit d'apport en iode pendant la grossesse perturbe l'apprentissage de la lecture chez l'enfant. Une consommation régulière en produits de la mer (poissons, crustacés du type crevettes et autres animaux marins, toujours bien cuits pour éviter la listériose) contribue à assurer la couverture de vos besoins. En cuisine, même si le sel doit être utilisé avec parcimonie, choisissez celui qui est iodé. Les légumes les plus riches en iode sont les épinards et le cresson.

Le fer (dont les besoins sont estimés à 10 mg par jour chez l'adulte, et augmentent à 20 mg pour la femme enceinte avec une pointe à 30 mg au 3e trimestre de grossesse) est certainement prescrit de façon excessive en supplémentation, mais il est des situations où celle-ci se révèle indispensable. Cependant, une diminution sanguine de la concentration en fer ne signifie pas nécessairement un déficit puisque, chez la mère, survient une dilution – appelée « hémodilution » – par l'augmentation physiologique de la masse sanguine devant irriguer l'embryon. Parallèlement, les capacités d'absorption du fer – comme celle d'autres éléments tels que que le calcium – sont physiologiquement augmentées pendant la grossesse. Quant au fœtus, il constitue son propre stock de fer et devient ainsi moins soumis aux aléas d'apports de sa mère s'ils sont fluctuants. Il faut donc être vigilant, sans faire d'erreur d'interprétation, car toute anémie vraie doit impérativement être corrigée pour ne pas compromettre le développement du fœtus.

Pour les autres minéraux, soulignons qu'il est préférable de choisir les aliments complets (pain, céréales...) qui en contiennent beaucoup plus que les raffinés.

Place des compléments alimentaires

La place d'une supplémentation en vitamines et éléments minéraux sous forme médicamenteuse est beaucoup moins importante que ce que vous auriez peut-être imaginé. Ce n'est pas parce que vous êtes fatiguée – état physiologique « normal » lorsqu'on ne se repose pas suffisamment lors de sa grossesse compte tenu des contraintes de la vie moderne – qu'une supplémentation en micronutriments doit être systématique. Ce serait une erreur, les surdosages en vitamines et divers éléments minéraux n'étant pas sans conséquences.

Certaines complémentations peuvent néanmoins avoir des justifications, en fonction du contexte, comme pour la vitamine B9, la vitamine D et l'iode. Pour les autres, il faut rester très circonspect. Pour les végétaliennes, un apport en vitamine B12 peut être nécessaire. La supplémentation ne doit intervenir que sur avis médical et à la suite d'analyses biologiques qui peuvent objectiver un déficit, tout en ayant à l'esprit les possibles pièges que nous avons mentionnés (hémodilution).

Les médecins obstétriciens et professionnels de santé s'occupant des femmes enceintes savent discerner leurs besoins et résister aux fortes pressions des industriels pour prescrire divers compléments. Les argumentations de ces derniers selon lesquelles les femmes ne se nourrissent globalement pas correctement, d'où la nécessité de leur prescrire des compléments à titre préventif, sont battues en brèche par le Collège national de gynécologie et obstétrique lui-même. Celui-ci émet des doutes sur la légitimité de telles assertions, car, sans bénéfices démontrés, la prise inappropriée de compléments vitaminiques peut engendrer des effets secondaires pas toujours suffisamment maîtrisés.

Une alimentation bien orientée suffit généralement à couvrir les besoins. Notre expérience nous a permis de constater que certaines femmes s'automédiquent avec des compléments vitaminiques et minéraux en comprimés, pensant bien faire. Or, non seulement elles risquent de majorer leurs déséquilibres en s'exonérant de la recherche d'une alimentation adaptée, ce qui préjudiciable pour elles-mêmes et le fœtus, mais, en plus, cela peut renforcer certaines fatigues. Par exemple, un excès d'apport en zinc par voie de supplémentation (au-dessus de 15 mg/jour pour un adulte) limite, par un mécanisme complexe, l'absorption intestinale d'autres éléments minéraux, induisant des troubles tout en majorant la fatigue.

Enfin, soulignons qu'il existe des préoccupations concernant la fiabilité de nombreux comprimés à base de vitamines et minéraux. En effet, le mode de fabrication de compléments provenant notamment d'Asie n'est pas toujours bien identifié. Beaucoup d'entre eux sont de synthèse ; quant aux « naturels », de nombreux composés chimiques peuvent être utilisés pour l'extraction des principes actifs, et, au final, ils deviennent faussement naturels.

Pour équilibrer la « flore digestive » : davantage d'aliments fermentés

Depuis quelques années, on insiste de plus en plus sur l'importance d'avoir une « flore digestive » équilibrée. On entend par le terme « flore » l'ensemble des bactéries et autres micro-organismes qui se trouvent dans les intestins, au niveau du colon. Actuellement, on appelle cet ensemble microbien, qui comprend 100 000 milliards de bactéries,

« le microbiote ». Vous n'avez pas fini d'en entendre parler, car de plus en plus de publications scientifiques lui sont consacrées. Son statut est influencé par un certain nombre de paramètres, l'alimentation jouant un rôle prépondérant. En raison de l'invasion d'une nourriture industrielle trop grasse, sucrée et pauvre en fibres, et de l'usage inconsidéré d'antibiotiques, cette « flore » s'est peu à peu modifiée en profondeur. L'harmonie qui existait entre l'hôte, c'est-à-dire l'individu, et l'environnement s'est rompue. Ces déséquilibres pourraient expliquer l'émergence de multiples maladies, notamment celles dites auto-immunes, où des anticorps se forment contre ses propres organes, ainsi que le développement de maladies digestives comme la maladie de Crohn. L'explosion des allergies, du diabète et du surpoids en serait également favorisée. Plus surprenante est la découverte, par différentes études, que la modification de ce microbiote et son appauvrissement par une alimentation inadaptée pouvaient favoriser des troubles anxieux et dépressifs.

Sans développer de façon exhaustive ce sujet, soulignons que, pour « compenser » les différents troubles, surtout digestifs, des « probiotiques » industriels, concentrés de bactéries, sont de plus en plus souvent proposés sous forme de compléments alimentaires. Or, la nature de ceux-ci ne correspond pas nécessairement aux besoins. La bonne attitude consiste à adopter une alimentation riche en fruits et légumes frais ou cuits, car la concentration en polyphénols permet de restaurer puis d'assurer la stabilité de l'équilibre du microbiote.

La consommation d'aliments fermentés a également un impact positif sur cette flore digestive. Cet aspect méconnu est pourtant à la base de la cuisine de l'humanité depuis des siècles.

La fermentation est un mode de transformation naturelle des aliments sous l'effet de micro-organismes, de bactéries mais aussi de levures et de champignons microscopiques. Lorsqu'on évoque les aliments fermentés, on pense immédiatement aux yaourts et autres laits fermentés, mais cette technique est également utilisée pour conserver et transformer d'innombrables aliments : céréales, légumineuses, légumes, viandes et poissons.

Les deux types de fermentation de loin les plus répandus sont la lactique et l'alcoolique. Cette dernière, qui transforme le sucre en alcool, est à l'origine de toutes les boissons alcoolisées. Nous n'en parlerons donc pas ici, si ce n'est pour dire que cette fermentation est utilisée dans la panification à la levure – ce qui ne veut pas dire que le pain à la levure contienne de l'alcool : le peu d'alcool formé s'évapore en effet à la cuisson. La fermentation dite « lactique », dans laquelle les bactéries transforment le sucre en acide lactique, est extrêmement intéressante. Elle intervient dans tous les laits fermentés et les fromages, mais aussi dans le pain au levain, les légumes lacto-fermentés (choucroute et autres) et de nombreux aliments fermentés traditionnels à base de céréales et de légumineuses. Les bactéries lactiques, présentes en très grande quantité dans tous les aliments lacto-fermentés consommés crus, ont un effet favorable sur votre microbiote. Plusieurs études ont montré que les enfants dont les mères ont eu une alimentation riche en bactéries lactiques souffraient moins d'eczéma atopique que les autres.

Les principaux aliments lacto-fermentés consommés crus sont les produits laitiers – les différents légumes lacto-fermentés, à l'exception de la choucroute crue, n'étant hélas plus guère disponibles de façon courante aujourd'hui. Les produits lacto-fermentés cuits (pain, idli et dosa indiens

– cf les recettes en annexe, p. 255 –, farine de pois chiche fermentée, etc.) ne contiennent plus de bactéries lactiques vivantes, mais ils restent intéressants car ils facilitent la digestion et l'assimilation des aliments concernés. La fermentation les enrichit en vitamines, comme le montre l'exemple de l'idli, un plat fermenté très populaire en Inde du Sud, préparé à partir d'un mélange de riz et de haricots mungo.

Teneur en vitamines du groupe B d'un mélange de riz et de haricots mungo non fermenté et du même mélange après fermentation[22]

Teneur (en mg/100 ml)	**Riz + haricots mungo (ou des lentilles corail) (pâte non fermentée)**	**Idli (même mélange mais fermenté)**	**Augmentation de la teneur en vitamines par la fermentation**
Riboflavine Vitamine B2	0,22	0,48	+ 118 %
Thiamine Vitamine B1	0,26	0,59	+ 127 %
Acide folique	0,29	0,65	+ 138 %

On remarque notamment la forte augmentation de la teneur en acide folique, particulièrement importante pendant la grossesse. Consommer des aliments fermentés cuits est donc utile à la femme enceinte.

Un autre avantage des produits fermentés, concernant cette fois les produits laitiers, est de décomposer, partiellement ou totalement, le lactose, auquel un certain nombre de personnes sont intolérantes. Cependant, comme le montrent les chiffres ci-dessous, la disparition totale du lactose n'est réalisée qu'à l'issue de fermentations longues comme celle du comté ou du roquefort. Mais avec des fromages à fermentation plus courte (quelques semaines) comme celle du camembert, les quantités de lactose deviennent extrêmement faibles, presque cinquante fois inférieures à celles du lait non fermenté (cf annexe p. 257, « Teneur en lactose de quelques produits laitiers »).

Bien choisir les produits transformés et leurs emballages

Une approche alimentaire de qualité ne peut pas se résumer à l'analyse des concentrations en glucides, lipides, protéines, vitamines et minéraux, ni au calcul des calories que vous allez mettre dans votre assiette. Il faut tenir compte de tout ce qui peut y être ajouté volontairement (additifs) et involontairement (polluants comme des résidus de pesticides), l'ensemble éloignant le consommateur du produit de base.

Produit alimentaire type jambon blanc	Ce qu'il faut rechercher sur l'étiquette : y a-t-il… ?
Il s'agit de mélanges de viandes issues de plusieurs animaux.	Des phosphates, polyphosphates (E450 à E452) De la poudre d'os Des nitrites (E250) Du sucre, sirop de glucose ajouté Du sel Différents conservateurs E2. Des correcteurs d'acidité E3. Des arômes de synthèse (Liste non exhaustive)

Parallèlement, il ne faut pas omettre de vous soucier du type d'emballage des produits alimentaires. En effet, il peut y avoir des interactions entre le contenu et le contenant. Ainsi, certains plastiques déversent divers composants dans les aliments en fonction de la durée de contact et du degré de température. À température ambiante et surtout en chauffant certains plastiques, vous potentialisez les risques, alors que le froid paralyse les échanges. Vous n'avez donc rien à craindre avec les produits surgelés bruts, non transformés.

Mais, généralement, pour les plats cuisinés proposés en grande surface dans des barquettes en plastique, les aliments ont été déposés puis cuits dans leur emballage… Alors, comment s'y retrouver et quels emballages choisir ?

Les plastiques les moins problématiques

Les matières plastiques sont classées en sept catégories, numérotées de 1 à 7. Le chiffre figure dans un petit triangle en surimpression, indiquant leur composition (ce code à chiffre correspond au type de recyclage selon la nature des plastiques). Les plastiques des catégories 2, 4 et 5 sont *a priori* sans risque et résistent à la chaleur. Pour la catégorie 7, certains de leurs composants au niveau européen peuvent encore poser problème à l'heure où nous écrivons ces lignes. Pour la catégorie 3 d'origine française, ils sont sûrs, mais ce n'est pas forcément le cas pour ceux d'importation, or rien n'est indiqué concernant l'origine des matériaux. Pour la catégorie 6, il peut s'agir d'alliage, entraînant certains doutes sur leur innocuité. Pour la catégorie 1, plastique constituant la plupart des bouteilles d'eau, le matériau en soi est assez sûr malgré son appellation PET* (polyéthylène téréphtalate). Cependant le catalyseur de la réaction utilisé pour le fabriquer, l'antimoine, est autorisé, bien qu'il soit devenu suspect au fil des études. En effet, lorsqu'il a été autorisé, on ne savait pas qu'il pouvait se comporter comme un perturbateur endocrinien*. Depuis cette découverte, la réglementation n'a pas suffisamment évolué (cf annexe p. 258 « Plastiques potentiellement à risque »).

L'Institut national de la recherche agronomique admet que « se contenter de suivre les normes [de migration des éléments des plastiques vers les aliments] n'est plus satisfaisant. Celles-ci ne sont pas assez harmonisées entre les États de l'Union européenne et ne présentent pas le même niveau de sécurité pour tous les matériaux. » Un projet de recherche dénommé *Safe Food Packaging Design* (SFPD) a été mis en place ; il propose aux industriels de modifier leurs pratiques pour assurer une sécurité améliorée, ce qui ouvre des perspectives enfin positives.

Les conserves en métal

Les fabricants garantissent une sûreté d'emploi, mais les boîtes de conserve en métal sont tapissées de vernis, de résine époxy ou de plastique qui peuvent diffuser un certain nombre d'éléments au contact des aliments. Ces interactions entre le contenant et le contenu sont certes contrôlées, mais, comme pour les emballages plastiques, les normes de migration sont-elles suffisamment mises à jour ? Celles d'aujourd'hui ne seront probablement plus celles de demain. Si la consommation occasionnelle de ce type de conserves ne semble pas poser de problèmes, mieux vaut malgré tout par principe limiter le risque en privilégiant les conserves en bocaux.

Les conserves en bocaux

Le verre est une matière neutre au sein de laquelle les interactions avec le contenu sont considérées comme très faibles. En revanche, tout n'est pas encore résolu avec certains couvercles qui peuvent diffuser différents éléments. Il existe néanmoins des conserves avec des couvercles également en verre.

Les surgelés

Il s'agit certainement du mode de conservation moderne le plus adapté, que l'on peut encourager sans arrière-pensée pour la santé en dehors du coût énergétique malheureusement élevé. Bien sûr, la plupart des produits sont emballés dans du plastique, mais les interactions entre le contenant et le contenu n'ont pas lieu, le froid les neutralisant. Il convient juste de choisir les bonnes gammes de produits surgelés : les produits bruts et ceux de la deuxième gamme.

Gamme de produits surgelés	**Nature des traitements**
1	Produits bruts, juste découpés
2	Produits préparés (cuisson…) sans ajout d'additifs ou autres
3	Produits cuisinés, nombreux ajouts possibles

Mieux équilibrer son alimentation

Vous êtes nombreuses à vous poser des questions relatives aux messages sur l'alimentation qui semblent souvent contradictoires. Nous reprenons ici vos interrogations les plus fréquentes.

Les végétaux, les fruits, les légumes et les féculents

« Les fruits et légumes, notamment bio, sont très chers et vont faire exploser mon budget alimentation. »

Plutôt faux

La règle est de choisir des fruits de saison, c'est-à-dire pas nécessairement les premiers melons ou abricots qui anticipent l'ouverture de la saison. Par ailleurs, en fin de marché, il est souvent possible d'obtenir des fruits et légumes à plus bas prix, le marchand ne souhaitant pas remballer ni prendre le risque de conserver plus longtemps certaines denrées périssables.

En ce qui concerne le prix du bio, nous avons effectué avec un maraîcher une comparaison entre les produits conventionnels et les produits bio sur une large gamme de produits[23]. Même si cela peut surprendre, il en résultait que les produits bio, dans leur ensemble, n'étaient pas nettement plus chers que les conventionnels. Nous avions néanmoins observé un certain nombre de disparités : les pommes bio sont généralement plus chères ; pour les bananes, la différence est faible ; pour les lentilles, selon leur origine, les prix sont équivalents. Parfois, le bio des agriculteurs de proximité est même moins cher que des produits conventionnels trouvés en grande surface. Parallèlement, nous avons pu constater que le prix des produits bio diminuait notamment en magasins de grande et moyenne surface (voir p. 107 les questions sur le bio). À budget constant, sans nécessairement tout prendre en bio, il est possible de se nourrir sainement tout en évitant le gaspillage.

Il est également indispensable d'introduire la notion de « coûts cachés ». L'agriculture bio, en utilisant moins de produits de synthèse, apporte une protection naturelle à l'environnement, à l'agriculteur et à la santé du consommateur au final. À l'inverse, les produits conventionnels, apparemment moins chers, entraînent des surcoûts de traitement de l'environnement et des frais de santé payés discrètement par la collectivité…

« Je peux prendre des féculents à chaque repas. »

Vrai

La caractéristique des féculents est l'apport d'amidon (un sucre complexe), de magnésium, de potassium et de calcium – essentiellement pour les légumes secs. Si le produit est peu raffiné (produit dénommé « entier » ou « complet » avec présence, ou ajout, des enveloppes des graines riches en fibres végétales), l'assimilation des sucres est lente, ce qui correspond à un index glycémique[24] bas.

Il est tout à fait possible de prendre des féculents à chaque repas, par exemple, du pain complet le matin, du riz complet le midi et des lentilles le soir en salade ou en accompagnement d'un légume frais cuit. Il faut juste éviter d'en consommer en excès, notamment au troisième trimestre de la grossesse, car l'apport calorique peut être conséquent.

Quelles sont les bonnes proportions ? Si vous n'êtes pas en surpoids et en fonction de votre corpulence, nous vous recommandons 1 à 3 tranches de pain le matin, soit (20 g × 3 = 60 g au maximum) ; 3 à 6 cuillères à soupe de riz cuit le midi ; 3 à 6 cuillères à soupe de lentilles cuites le soir – il ne s'agit bien sûr que d'indications moyennes. En cas de surpoids, il faut essayer de rester dans les proportions un peu plus basses tout en éliminant les pâtes. Celles-ci ne sont pas mauvaises en soi, mais il est souvent difficile d'en contrôler les proportions et de ne pas y ajouter des matières grasses comme du beurre, du fromage… le tout augmentant fortement la charge calorique.

Signalons que les féculents ne sont pas tous à considérer de la même manière, notamment en matière d'index glycémique : le pain blanc a un index plus élevé que le pain complet ou multicéréales, et les pommes de terre en purée ont un index plus élevé que la pomme de terre en « robe des champs » (cf annexe p. 261

« Boire des jus de fruits, notamment ceux sans sucre ajouté, m'exonère de prendre deux à trois fruits par jour. »

Faux

L'apport en sucre (fructose essentiellement) des jus de fruits industriels, même sans sucre ajouté, est conséquent. Sur l'étiquette de ces produits est indiquée la présence (en moyenne) de 10 g de glucides (de sucre) pour 100 ml. Un verre contient environ 200 ml. Ainsi, lorsque vous buvez un verre de jus de fruits du commerce, vous absorbez l'équivalent de quatre morceaux de sucre. L'organisme n'est pas adapté à métaboliser un afflux aussi massif de sucre. Le mieux est de consommer un fruit en le mâchant bien, ce qui permet de déliter progressivement les composés en bouche puis au niveau de l'intestin afin de les assimiler harmonieusement. Vous pouvez également presser vous-même un fruit et le diluer dans un grand verre d'eau, la charge en sucre est alors faible. Si vous manquez de temps, une solution est de choisir des jus de fruits du commerce, bio de préférence, sans sucre ajouté en les diluant beaucoup : un tiers de jus de fruits pour deux tiers d'eau.

Produit	Nature
Pur jus de fruits, jus de fruits frais	Sans sucre ajouté+
100 % jus de fruits	Sucre ajouté possible (jusqu'à une certaine teneur). À différentier de 100 % pur jus de fruits, sans sucre ajouté.
Nectar, jus de fruits, boisson aux fruits	Sucre ajouté et, pour certains, additifs (acide citrique…)

+Même pour ces produits, l'apport soudain et important en sucre du fruit n'est pas conseillé pour de fortes doses.

« Je dois manger cinq fruits et légumes par jour. »
Vrai et faux

Nous imaginons votre perplexité, car c'est le slogan que vous avez sans doute retenu tant il a été ressassé par les pouvoirs publics. Son principal avantage est d'avoir, en termes de communication, indiqué la nécessité de consommer plus de fruits et légumes à une période où la malbouffe industrielle généralisée ne leur laissait qu'une place extrêmement faible – les légumes frais étant plutôt remplacés par des frites, des pâtes et de multiples préparations à base de sauces ; les fruits par des desserts sucrés industriels de type flan, dessert chocolaté, biscuit et autres... Le tout commençant dès le matin par un petit déjeuner à base de céréales industrielles chocolatées riches en sucre et en acrylamide.

Dans ce sens, ce slogan a eu un effet extrêmement positif que nous ne remettons pas en cause. Néanmoins, cinq fruits et légumes par jour correspondent à 400 à 500 g qui ne sont pas toujours bien tolérés sur le plan digestif. Il peut en résulter des ballonnements désagréables, des troubles intestinaux à type d'irritations appelées autrefois « colites ».

Il est possible d'avoir une alimentation équilibrée en consommant moins de fruits et légumes, et de les manger – surtout les légumes – essentiellement cuits (par exemple, sous forme de ratatouille, de flan de courgettes…). Pour les fruits, il est préférable de les consommer mûrs, pochés ou cuits (compote) pour attendrir les fibres.

Néanmoins, l'organisme a besoin de vitamine C de façon quotidienne, car il ne sait ni la synthétiser, ni la stocker. Les apports sont estimés à 110 mg de vitamine C par jour, ce qui correspond en moyenne à deux ou trois fruits et légumes riches en cette vitamine. Il s'agit du minimum à prendre pour assurer la couverture des besoins en vitamine C, mais aussi en vitamine B9, en fibres et en éléments minéraux comme le potassium, le magnésium et le calcium.

L'autre limite de ce slogan est qu'il faut faire attention à ne pas consommer cinq fruits et légumes pouvant contenir des résidus de pesticides. La communication aurait dû s'orienter plutôt vers : « plus de fruits et légumes à chaque repas, mais bio ».

Quoi qu'il en soit, une alimentation équilibrée, à dominante végétale et riche en antioxydants, ne peut avoir que des effets bénéfiques, comme l'ont confirmé plusieurs études. Cela est aussi indispensable pour assurer un équilibre satisfaisant de la « flore » intestinale.

Pouvoir antioxydant des grandes familles d'aliments végétaux

Familles d'aliments	**Pouvoir antioxydant (µmol/100 g), indice FRAP+**
Baies (framboises, cassis, groseilles…)	1,0 à 39,5
Fruits secs (abricots, figues…) et graines oléagineuses (noix, noisettes…)	0,2 à 21,0
Fruits – autres que baies – (oranges, poires, pommes, pêches…)	0,1 à 11,3
Légumes frais (fenouil, haricots verts…)	0 à 3,8
Céréales	0 à 1,1

+Le test FRAP est une des méthodes les plus utilisées pour évaluer le pouvoir antioxydant d'un aliment. Il consiste à comparer la teneur en antioxydants de l'aliment avec celui de solutions ayant des concentrations connues en ions ferreux.

« Je ne peux pas manger d'agrumes de type orange, mandarine ou pamplemousse le soir à cause de leur forte concentration en vitamine C. »

Faux

Si l'image de la vitamine C est celle de l'excitation, il faut relativiser, car il ne s'agit pas de prendre 1 g de comprimés de vitamine C synthétique le soir, mais une orange ou une mandarine (en hiver). Ces fruits apportent moins de 100 mg de vitamine C, ce qui ne présente aucun risque d'induire des troubles du sommeil.

Fruit	**Concentration en vitamine C : en mg pour 100 g**
Cassis	200
Kiwi	92
Orange	53

Source : Anses, table Ciqual 2012.

« Je dois faire attention à ma consommation de soja. »

Vrai

Le soja est susceptible de présenter des risques, qui sont controversés… Les constituants en cause de cette légumineuse sont les phytoestrogènes, principalement des isoflavones. Absorbés en excès, ils peuvent perturber l'équilibre hormonal de la mère et du fœtus, notamment mâle, et pourraient engendrer des troubles de la fertilité à l'âge adulte. L'Agence sanitaire française (Anses) conseille aux femmes enceintes de ne pas consommer plus d'un aliment contenant du soja par jour, et de ne pas donner ce type d'aliments aux enfants de moins de trois ans. Toutefois, comme le montre le tableau ci-après, la teneur en isoflavones varie considérablement selon le type d'aliment à base de soja. Si la consommation occasionnelle d'un yaourt au soja ne pose pas de problème, autant délaisser cette légumineuse pendant la grossesse et l'allaitement.

Teneur en isoflavones des principaux aliments à base de soja (par teneurs décroissantes)[+]

Aliment	**Teneur en isoflavones (mg/100 g)**
Farine de soja	173
Soja en grains américain (cru)	155
Farine de soja dégraissée	151
Soja en grains européen (cru)	104
Protéines de soja	91 à 102
Natto	67 à 82
Tempeh	60
Edamame[++]	49
Miso	24 à 41
Tempeh cuit	35
Tofu	26
Tofu cuit	22
Tofu soyeux	18
Edamame cuit	17

Saucisse de soja	13
Lait de soja (tonyu)	4 à 10
« Yaourt » de soja	4 à 10
Soupe miso	1,5

+ Ces chiffres (à l'exception de la quatrième ligne) concernent des produits utilisant du soja américain, plus riche en isoflavones que le soja européen.

++ L'edamame – peu connu en France mais vendu dans certains magasins bio – est du soja cueilli avant maturité, puis séché, l'équivalent de notre blé vert.

Le pain et les céréales du petit déjeuner

« Mieux vaut prendre des "céréales du petit déjeuner" que du pain le matin, notamment parce qu'elles font moins grossir. »

Faux

Les pétales de céréales du petit déjeuner sont des produits industriels très éloignés du produit de base. Divers composés y ont souvent été ajoutés et le mode de cuisson est problématique, puisqu'il contribue à créer des substances de type acrylamide. En effet, lorsque des hydrates de carbone ou des sucres (glucides simples ou complexes) sont chauffés, il se forme ce composé indésirable en proportion variable, notamment pour les pétales de céréales, les chips… En outre, ces produits sont le plus souvent vite avalés, alors que le pain présente l'avantage d'être mastiqué, ce qui assure une meilleure digestion et un comportement alimentaire adapté. Sur le plan calorique, les promesses des « céréales du petit déjeuner » soi-disant pauvres en calories ne sont que le résultat d'un marketing tendancieux. Néanmoins, il ne faut bien sûr pas ajouter trop de beurre ni de confiture sur vos tartines, et pourquoi pas remplacer régulièrement le beurre par de la purée d'amande ?

« Je ne dois pas prendre de gluten pendant ma grossesse. »

Faux

Sauf situation particulière (maladie cœliaque), vous pouvez tout à fait consommer du pain. Pourtant, nombreuses sont les personnes affirmant se sentir mieux, sur le plan digestif, après avoir arrêté d'en consommer. En réalité, ce sont souvent certains additifs et sucres contenus dans le pain qui, lorsqu'ils sont associés à d'autres (notamment ceux des boissons industrialisées) au cours de la journée, provoquent ces troubles. Ces sucres peu digestes font partie de la catégorie des FODMAPS (*Fermentable Oligo-, Di-, Mono-saccharides And Polyo*). La diminution de leur consommation améliore le confort intestinal. Pour se sentir mieux, il est recommandé avant tout d'éliminer les jus industriels, ou de n'en prendre que très occasionnellement, ou dilués. Vous pouvez aussi réduire votre alimentation en « sucres cachés », c'est-à-dire en biscuits et divers desserts industriels sucrés (flans, mousses…). Dans ce cadre, continuer à consommer un peu de pain ne pose généralement pas de souci, l'idéal étant de privilégier le pain au levain. Il est mieux digéré, se conserve davantage et son index glycémique (cf p. 261 est plus bas ; quant aux éléments minéraux, ils sont mieux absorbés que ceux du pain blanc à la levure.

« Je ne dois pas choisir de pain "blanc". »

Plutôt vrai

Plus la farine utilisée est raffinée, plus son index glycémique est élevé (cf p. 261 plus elle risque de provoquer des fringales réactionnelles et de ne pas suffisamment réguler la satiété, et plus elle est appauvrie en minéraux.

Type de farine	Utilisation courante
T 45	Essentiellement destinée à la pâtisserie
T 55	Pain « blanc », pâte à tarte
T 65	Pain « tradition »
T 80	Pain bis
T 110	Pain complet
T 150	Farine la plus complète

Si vous préparez vous-même votre pain, utilisez une farine peu raffinée, qui comporte un chiffre élevé après la lettre T (c'est toujours indiqué sur l'emballage).

La consommation de pain blanc (une baguette standard, par exemple) doit être limitée au profit du pain complet ou multicéréales. Sachez que l'apport calorique moyen du pain est de 250 kcal pour 100 g, une baguette pesant en moyenne 250 g. Une tranche de pain de campagne standard est évaluée à 20 g, mais tout dépend, bien sûr, de son épaisseur.

Les pains bis et complets seront de préférence consommés bio, car les pesticides se concentrent dans les enveloppes extérieures du blé (son et assise protéique) éliminées par le raffinage mais conservées au moins en partie dans les céréales complètes.

« Le pain de mie est identique à la baguette et aux autres pains de boulangerie. »

Faux

Les Français délaissent de plus en plus la baguette et les pains traditionnels au profit des pains de mie industriels. Ces derniers ont l'avantage de se conserver longtemps, sont pratiques à utiliser et évitent de passer tous les jours à la boulangerie (il est néanmoins possible de congeler du pain pour ne pas en acheter quotidiennement ; par ailleurs, les pains complets au levain se conservent bien plusieurs jours). Les enfants et adolescents sont généralement adeptes de ce genre de produits industriels, notamment grâce à un marketing astucieux et au rendu moelleux du pain. Or cette texture onctueuse et la plus longue conservation sont liées au gras ajouté, alors que, nutritionnellement, un des intérêts majeurs du pain est son absence de matière grasse. Du sucre est généralement ajouté, ainsi que de nombreux additifs. Le produit devient tellement éloigné du pain traditionnel que souvent on y met un arôme artificiel de pain pour lui donner un semblant d'authenticité ! Au-delà de l'aspect nutritionnel, ce type de « pain » est rapidement avalé, alors que tout l'avantage du pain traditionnel est de favoriser la mastication, qui améliore la digestion.

Les viandes

« Je dois consommer de la viande à chaque repas. »

Faux

La viande apporte des protéines de bonne valeur biologique, des vitamines du groupe B et du fer facilement assimilable (fer héminique). Pour autant, les besoins semblent largement couverts par des apports de l'ordre de 400 à 500 g par semaine, en choisissant des viandes maigres (cf tableau p. 97

Tous les éléments nutritifs de la viande peuvent être trouvés ailleurs sur le plan alimentaire, grâce à des combinaisons avec d'autres groupes d'aliments.

Consommer des viandes maigres et bien cuites est tout à fait légitime dans de justes proportions et participe à assurer un bon équilibre alimentaire. Pour celles qui ont une aversion pour la viande, une alimentation avec poisson et bien équilibrée au niveau des végétaux, des œufs et des produits laitiers peut aussi satisfaire leurs besoins nutritionnels.

Viandes et nausées : y a-t-il un rapport ?

Les viandes étaient autrefois particulièrement parasitées, aussi les nausées du début de grossesse peuvent-elles représenter un mécanisme de protection à l'égard d'un produit alimentaire potentiellement problématique. Il ne s'agit que d'une interprétation, la plus courante est que les nausées sont dues aux modifications hormonales, avec notamment des taux d'œstrogène élevés dans le sang. Quoi qu'il en soit, l'espèce humaine est la seule parmi les mammifères à présenter ce type de troubles.

Pourcentage de graisse des viandes selon les morceaux

		20 à 30 % de matières grasses (viandes grasses)	10 à 20 % de matières grasses	Moins de 10 % de matières grasses (viandes maigres) À PRIVILÉGIER
Porc	• Côte	•		
	• Saucisse	•		
	• Charcuterie	•		
	• Jambon sans gras			•
	• Filet mignon			•
Bœuf	• Plat de côte	•		
	• Entrecôte		•	
	• Onglet		•	
	• Rumsteck			•
	• Tende de tranche			•
	• Steak haché (moins de 5 % de MG)			•
Agneau	• Côtelette	•		
	• Épaule		•	
	• Gigot			•
Poulet et autres volailles (dinde…)	• Haut de cuisse		•	
	• Blanc, aiguillette			•

Les produits laitiers

« Je dois prendre un produit laitier à chaque repas. »

Vrai

S'il n'y a pas d'étude démontrant la pertinence de la consommation d'un produit laitier à chaque repas à l'âge adulte, en revanche, pendant la grossesse, un apport suffisant en protéines est indispensable, et les produits laitiers constituent une excellente source de protéines de bonne valeur biologique. Ils contiennent également des vitamines du groupe B, notamment de la vitamine B6, et du calcium nécessaire au développement harmonieux de l'embryon.

Choisissez les laitages les mieux tolérés et les plus intéressants sur le plan nutritionnel, car, d'une part, le lait peut être insuffisamment digeste en raison de la présence de lactose, d'autre part, les fromages secs sont riches en gras et en sel. L'idéal est donc de privilégier les produits laitiers dits « ultra frais » : les yaourts, les fromages blancs, les faisselles… Pour ces produits, le lactose est « digéré » par les bactéries lactiques au niveau des intestins et le pourcentage d'apport en gras est modeste.

Les apports en calcium doivent provenir de produits laitiers mais également de différents légumes comme les épinards, les haricots blancs et des fruits oléagineux du type amandes. En cas d'allergie aux produits laitiers, le calcium est présent dans les eaux minérales comme Contrex®, Salvetat® ou Hépar®.

« Je dois privilégier le lait de brebis ou de chèvre à celui de vache. »

Vrai et faux

Vous pouvez parfaitement consommer du lait de brebis ou de chèvre si vous le souhaitez et préférez leur goût plus prononcé, mais, en termes de tolérance digestive, ils sont équivalents à celui de vache. Sur le plan nutritionnel, ces deux laits sont plus gras, mais avec de plus petites micelles (globules de gras), et peuvent provoquer plus facilement des allergies.

Un avantage du lait de brebis est toutefois de contenir en moyenne cinq fois plus d'acide gras oméga 3 que le lait de vache.

Le problème du lait de vache tient avant tout à la nature de l'alimentation des bovins en élevage conventionnel : meilleure pour celui de brebis et de chèvre, cependant, les produits laitiers bio – issus de vaches ayant une alimentation plus adaptée et plus saine – correspondent parfaitement à vos besoins, surtout si des graines de lin (apport en oméga 3) ont été ajoutées à leurs rations.

Les poissons et les oméga 3

« Je ne peux plus consommer de poisson à cause de la pollution. »

Faux

Les recommandations concernant la consommation de poisson ont évolué ces dernières années. Il y a encore une dizaine d'années, il était courant de conseiller de consommer deux à trois fois par semaine du poisson gras riche en oméga 3 de type EPA (acide eicosapentaénoïque) et DHA (acide docosahexaénoïque) – les formes les plus utiles pour la maturation du cerveau du jeune enfant. Malheureusement, on s'est aperçu que certains poissons pouvaient contenir des quantités notables de mercure* et d'autres polluants comme les PCB*. Pour cette raison, les agences sanitaires recommandent aux femmes enceintes et aux enfants en bas âge de modérer leur consommation des espèces polluées (cf le tableau ci-dessous) – pas plus de 150 g par semaine pour les femmes enceintes et pas plus de 60 g pour les enfants de moins de trente mois – et de s'abstenir complètement de manger les espèces très polluées (espadon, requin).

*Pollution du poisson par le mercure**

Niveau de pollution	**Espèce**
Poissons très pollués (plus de 0,6 mg/kg)	Espadon, requin
Poissons moyennement à fortement pollués (0,14 à 0,6 mg/kg)	Thon rouge, bar, brochet, raie, flétan, sandre
Poissons faiblement à moyennement pollués (0,05 à moins de 0,14 mg/kg)	Morue (cabillaud), rascasse, thon germon en boîte, saumon, homard
Poissons très faiblement à faiblement pollués (moins de 0,05 mg/kg)	Anchois, chinchard, daurade, hareng, maquereau, merlu, mulet, sardine, sprat, tilapia, coquillages, mollusques, crustacés sauf homard, poissons d'eau douce sauf brochet et sandre

Il existe néanmoins des limites à ces recommandations, dans la mesure où ce n'est pas toujours l'espèce qui pose problème que la zone de pêche. Or, il n'existe pas de cartographie détaillée des zones les plus polluées qui d'ailleurs évoluent dans le temps. Les périodes de pêche influent également, puisque la teneur en gras des poissons pouvant stocker les polluants dits « lipophiles » (se stockant au niveau du gras) varie au cours des saisons : elle est plus importante en période froide que chaude.

Concernant les polluants, le Dr Graham Georges (Synchrotron Radiation Laboratory, Menlo Park, Californie) indique que « le mercure dans le poisson pourrait ne pas être aussi toxique qu'on le croit, mais il nous reste encore beaucoup de choses à découvrir ». En effet, ce sont certaines formes et concentrations en méthyle mercure qui provoquent sa dangerosité, or celui présent dans le poisson est plutôt du méthyle mercure cystéine, vingt fois moins toxique que le méthyle mercure chlorure. En outre, une récente étude publiée en janvier 2015 dans l'*American Journal of Clinical Nutrition* et réalisée à partir d'une analyse d'un suivi de 1 500 mères et de leurs enfants par des chercheurs de l'Université de Rochester souligne que les enfants dont la mère a été une importante consommatrice de poisson pendant la grossesse ont des capacités motrices, comportementales et communicationnelles meilleures que les autres.

Vous pouvez donc consommer du poisson une à deux fois par semaine en les choisissant malgré tout parmi ceux faiblement à très faiblement contaminés en l'état actuel de nos connaissances. On estime aujourd'hui que la consommation hebdomadaire de poissons riches en oméga 3 comme l'anchois, le maquereau, la sardine voire le saumon bio couvre les besoins en cet acide gras de qualité.

« Je dois consommer davantage d'oméga 3. »

Vrai

Les oméga 3 sont des acides gras polyinsaturés que nous consommons généralement en quantité insuffisante. Le rapport oméga 6/oméga 3 est particulièrement important : il ne devrait pas être supérieur à 5, alors que, dans l'alimentation moderne, il dépasse souvent 10. Pour le diminuer, il faut, parmi les matières grasses végétales, préférer les huiles de colza et de noix à la plupart des autres – l'huile d'olive exceptée. L'huile la plus riche en oméga 3 est celle de lin, mais elle s'oxyde rapidement et, pour beaucoup, n'a pas une saveur très agréable. On consommera plutôt les graines de lin, par exemple dans le pain. Les pains aux graines de lin (et autres oléagineux) sont délicieux et en vente dans la plupart des magasins bio.

On trouve également des oméga 3 dits « marins » dans le poisson et surtout les poissons gras. Parmi les plus riches figurent le maquereau, le hareng, la sardine et l'anchois.

La caféine

« Je dois diminuer ma consommation de café. »

Vrai et faux

Tout dépend de votre consommation avant votre grossesse. Si elle était en moyenne de deux tasses par jour, vous pouvez continuer sans problème, tout en faisant attention aux autres sources de caféine : boissons énergétiques, sodas, thé. La quantité maximale de caféine conseillée pendant la grossesse est, selon les pays, de 200 à 300 mg par jour, soit l'équivalent – toutes sources confondues – d'environ trois tasses de café. Par ailleurs, la quantité de caféine contenue dans une tasse de café dépend :

- du type de café : l'arabica en contient deux fois moins que le robusta, il faut donc le préférer ;
- du volume d'eau utilisé pour faire le café : plus il est faible et moins le café contient de caféine, car l'eau n'extrait la caféine du café que progressivement. Un espresso « serré », à l'italienne, contiendra donc nettement moins de caféine

qu'un café long, à l'américaine, même si la quantité de poudre utilisée est un peu plus élevée.

Quantité de caféine contenue dans diverses boissons

Boisson	**Quantité**	**Quantité de caféine (en mg)**
Café expresso	1 tasse expresso (environ 3 cl)	45-75
Café filtre	1 tasse moyenne (environ 12 cl)	50-100
Thé noir	1 tasse moyenne (environ 12 cl)	7-35
Thé vert	1 tasse moyenne (environ 12 cl)	12-23
Coca-Cola®	1 canette (33 cl)	23-35
Pepsi®	1 canette (33 cl)	23-39
Red Bull®	1 canette (33 cl)	53

Source : adapté de la Mayo Clinic, Rochester (États-Unis). (Le rooibos, ou thé rouge, ne contient pas de caféine.)

Le sucre

« Je ne dois prendre que du sucre roux. »

Vrai et faux

Le sucre roux véritable est rare. Généralement, on trouve dans le commerce du sucre raffiné recuit, roux, dont la concentration en acrylamide peut être augmentée. Vous pouvez le repérer sur l'emballage, car figure la mention « caramel ». Le sucre roux authentique est, quant à lui, plus riche en nombreux éléments minéraux. Dans les magasins bio, on trouve du sucre dit « complet », qui est du jus de canne à sucre évaporé jusqu'à cristallisation, type rapadura®. C'est le plus riche en minéraux, mais son goût prononcé peut ne pas plaire à tout le monde. Sinon, vous pouvez sucrer au miel de France d'apiculteurs reconnus, qui reste une valeur sûre, mais attention à ne pas en abuser en cette période !

Concernant la stevia, vous pouvez tremper une à deux feuilles (issues de l'agriculture biologique) directement dans votre boisson, le plus simple et le plus économique étant néanmoins de la cultiver vous-même dans votre jardin ou sur votre balcon.

Les œufs

« Tous les œufs se valent. »

Faux

L'œuf est un aliment vivement conseillé, car il contient de très nombreux micronutriments, des vitamines (notamment B9, B12, D), ainsi que des éléments minéraux vitaux pour le poussin en devenir… et pour les humains (calcium, fer, magnésium, potassium, iode, sélénium). En revanche, toutes les poules ne sont pas élevées de la même manière et il faut choisir en priorité les œufs dont le chiffre sur la coquille et sur l'emballage commence par 0. Il s'agit d'œufs bio, pondus par des poules ayant reçu une alimentation adaptée et qui peuvent se mouvoir dans 2,5 m^2 – contrairement à celles élevées en batterie où 18 poules sont entassées par mètre carré (œufs avec le chiffre 3). Les œufs issus de poules élevées en plein air avec label*, type label rouge, peuvent également être consommés sans crainte (chiffre 1). Ces poules ont aussi bénéficié individuellement d'un espace de 2,5 m^2 pour se mouvoir.

Vous devez donc toujours choisir les œufs portant les mentions 1 ou 0. La consommation recommandée d'œufs est d'environ cinq par semaine.

Les courses

« Les produits premiers prix sont-ils de bonne qualité ? »

Oui et non

L'Observatoire de la qualité des aliments (Oqali) a fait paraître en juillet 2015 une étude[25] indiquant qu'il n'y avait pas de grande différence entre les produits « premiers prix », notamment les « marques de distributeurs », et les grandes marques, quant à la qualité nutritionnelle des produits. Il est nécessaire de nuancer un peu cette affirmation, car elle ne prend pas en considération le problème des additifs et des divers contaminants ajoutés à l'alimentation, volontairement ou non. Ainsi, dans des produits premiers prix, on peut trouver plus de conservateurs pour assurer une durée de vie prolongée aux denrées ; dans d'autres cas, ce sont des additifs comme les phosphates ajoutés qui permettent d'alourdir le produit avec des composés moins chers que le produit de base, procédés utilisés, par exemple, pour certains jambons. En revanche, pour des produits comme les yaourts, les fromages frais, les compotes, les petits pois dans des bocaux en verre, il n'y a pas de différence significative sur le plan nutritionnel entre les différentes marques. Le prix est plus élevé dans les produits de marque, le marketing et la « recherche » étant supposés le justifier. On ne peut donc généraliser, mais cette étude a le mérite de montrer qu'il est possible de se nourrir correctement à des prix raisonnables.

Le bio

« Les produits bio des grandes surfaces sont-ils fiables ? »

Oui

Il y a eu une évolution très significative ces dernières années et les grandes enseignes proposent des produits bio tout à fait fiables et à des prix de plus en plus raisonnables. Certes, il est plus sympathique et plus écologique d'aller chez des commerçants bio qui sauront parfaitement vous conseiller et privilégient les produits locaux. Malheureusement, ils ne se trouvent pas toujours à proximité de votre domicile. Les produits bio des grandes surfaces constituent une alternative, d'autant qu'ils sont rigoureusement contrôlés avec des gammes qui ne cessent de s'étendre.

« Y a-t-il des produits à manger bio en priorité ? »

Oui

Qu'il s'agisse du critère des pesticides ou de celui de la richesse en antioxydants, les fruits et les légumes sont incontestablement les aliments à consommer en bio en priorité. Toutefois, le risque de contamination par des pesticides des produits conventionnels est très variable selon le type de fruits et de légumes, comme le montre le graphique suivant.

Pourcentage des fruits et légumes contenant des résidus de pesticides en France et en Europe (source : rapport annuel 2013 de l'EFSA)

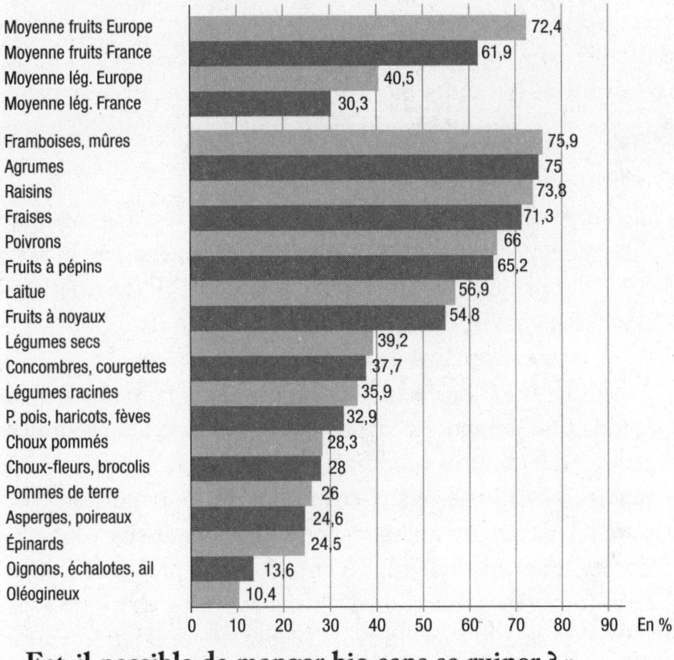

« Est-il possible de manger bio sans se ruiner ? »

Oui

Les aliments bio sont parfois plus coûteux. Mais de nombreux témoignages de consommateurs montrent qu'il est possible de manger bio sans modifier sensiblement son budget alimentaire. Parfois, le bio des agriculteurs de proximité est moins cher que des produits conventionnels trouvés en grande surface ; parallèlement, nous avons pu constater que les prix des produits bio diminuaient de manière générale. Il faut récuser l'idée que les produits bio ne seraient réservés qu'aux riches, devenant une sorte de marqueur social. Au cours de nos consultations, nous demandons à nos patients peu aisés de faire eux-mêmes le point sur ce qu'ils mettent d'inutile dans leurs caddies (jus industriels, biscuits...) et de se fournir en produits bio à budget constant. Ils y arrivent presque tous, sans nécessairement tout acheter bio, bien sûr.

On peut aussi recommander :

- de s'organiser pour s'approvisionner sur les marchés, ou directement chez les producteurs, notamment par le système des paniers mis en œuvre par les AMAP (associations pour le maintien d'une agriculture paysanne) ;
- de modifier ses habitudes alimentaires, une grossesse constituant une excellente occasion pour le faire : moins de viande (notamment de viande rouge) si elle est consommée en excès et d'autres produits animaux beaucoup plus chers que les produits végétaux en termes d'apport nutritionnel, tout en s'assurant un suivi biologique rigoureux (dosages du fer, globules rouges). Ainsi, 1 g de protéines coûte, sous forme de bifteck, environ dix fois plus cher que sous forme de lentilles ou de pois chiches. Remplacer en partie les sources de protéines animales (viandes, poissons, œufs, produits laitiers) par des sources de protéines végétales (légumineuses, fruits secs oléagineux, céréales complètes) est un choix bénéfique pour votre porte-monnaie, pour votre santé et pour la planète. Réduire la consommation des produits de l'industrie agroalimentaire – souvent trop gras, trop sucrés et/ou salés – ne présente également que des avantages, tant en termes de budget que de santé et de goût ;

- de cultiver un potager, lorsqu'on le peut, ce qui permet de joindre l'utile à l'agréable : pour beaucoup, produire ses légumes, voire ses fruits, est devenu une passion. D'autant que – contrairement à ce que certains pensent – cela ne prend pas beaucoup de temps si l'on s'en tient aux légumes et aux fruits les plus coûteux et/ou les plus périssables : haricots verts, petits pois, salades, fraises, framboises et autres petits fruits. Un exemple parmi d'autres : un légume très tendance depuis quelque temps est une variété de chou non pommé, vendu sous son nom anglais de *kale* (« chou frisé » en français), exceptionnellement riche en vitamine C et en antioxydants. Il se vend à Paris, en bio, jusqu'à 10 € le kilo, alors qu'il pousse très bien dans tous les jardins et qu'on en trouve les graines dans toutes les jardineries et sur internet, où elles sont vendues sous le nom de « chou frisé ». Autre avantage : il est rustique et très résistant au froid, et on peut le cueillir presque tout l'hiver. On pourrait multiplier les exemples, juste pour souligner qu'il est tout à fait possible, dès lors que l'on possède un petit jardin, voire un balcon, de cultiver au moins quelques variétés de légumes.

Conseils par trimestre

Durant votre grossesse, au fil des jours et des semaines, des modifications s'opèrent au niveau de votre métabolisme pour assurer le développement du fœtus, l'augmentation du volume de l'utérus ainsi que la formation du placenta. Parallèlement se met progressivement en place l'organisation de la période postgestationnelle.

Concernant les **sucres ou glucides**, le glucose est le principal nutriment nécessaire au fœtus, qui lui parvient *via* le placenta.

Les besoins du fœtus sont estimés à 150 g par jour au troisième trimestre de la grossesse. Inutile néanmoins d'en prendre en excès, la nature étant bien faite, la production interne de glucose par le foie est augmentée de 30 % chez les femmes enceintes !

Quant aux **protéines**, les besoins sont importants pour assurer le développement des tissus maternels du placenta et la formation du fœtus. En début de gestation, on observe une augmentation physiologique du stock de protéines, qui sera utilisé au cours de la grossesse et de façon importante sur la fin.

Pour ce qui est des **lipides**, le stockage se fait pendant les deux premiers trimestres de la grossesse puis ils sont utilisés au cours du troisième. Ces modifications physiologiques entraînent une augmentation des taux circulant de cholestérol et de triglycérides (d'environ 20 %) chez la femme enceinte, ce qui est tout à fait normal.

Les propositions nutritionnelles qui suivent sont équilibrées et adaptées à vos besoins. Elles sont compatibles avec vos activités habituelles et peuvent être suivies sans contraintes. Il ne faut supprimer aucun repas et les prendre à heure fixe.

Le sucré

Vous pouvez prendre un peu de confiture le matin, mais les confiseries, les pâtisseries, les glaces et les fruits au sirop doivent être écartés des différents repas.

Les fruits frais peuvent être consommés librement. Ils apportent vitamines, minéraux et fibres.

Les matières grasses

Attention aux matières grasses cachées dans de nombreux aliments, notamment les plats cuisinés industriels. Il faut bien lire les étiquettes et prendre de préférence les produits contenant moins de **10 g de lipide pour 100 g**. Pour le développement du cerveau de votre enfant, privilégiez la consommation de produits contenant des acides gras oméga 3, par exemple huile de noix et de colza en assaisonnement.

Les boissons

Il est nécessaire de boire 1 à 1,5 l d'eau par jour. Ne prenez pas de boisson avec sucre ajouté : pas de soda, ni de *light* ou édulcoré, car on n'en connaît pas suffisamment les effets chez la femme enceinte. Pour les jus de fruits, privilégiez les jus de fruits frais pressés, sinon, ceux ayant la mention « sans sucre ajouté » et ne contenant pas d'édulcorant.

Règles générales

- Mangez lentement, ne « gobez » pas les aliments.
- Dormez suffisamment.

Exemples d'organisation nutritionnelle d'une journée au premier trimestre

On ne peut qu'insister sur l'importance de choisir une alimentation adaptée à la fois sur le plan quantitatif et qualitatif (bio) au cours des premières semaines de la grossesse. Tout déficit nutritionnel aura des conséquences sur le développement de l'enfant.

Il peut s'agir d'une période un peu difficile à gérer à cause des nausées ressenties. Pour les atténuer, le mieux est d'adopter une alimentation fractionnée, comme la proposition suivante.

Petit déjeuner	Boisson selon vos habitudes en évitant le café « classique » ; le décaféiné est préférable. Thé léger ; idéalement, selon votre tolérance, du lait bio, éventuellement chocolaté Pain complet ou multicéréales bio, en moyenne 2 tranches selon votre faim Beurre (5 à 10 g, soit une petite plaquette type « restaurant »), miel
Collation	Yaourt nature, fruit
Déjeuner	Viande « maigre » (p. 97) ou poisson (environ 120 g) ou œuf Légumes et féculents (3 à 6 cuillères à soupe de produit cuit – riz, lentilles, purée de pomme de terre, quinoa, boulgour…) En cas de nausées importantes, privilégiez une alimentation froide : salade composée (légumes de saison crus bio, bien lavés, œuf dur, laitue…), gingembre frais râpé (antinausée) si vous aimez cela Produit laitier (yaourt nature bio)
Collation	Fruit ou compote ou quelques fruits secs (3 à 4)
Dîner	Potage de légumes Viande ou jambon bio (dégraissé, découenné) ou produits de la mer de type crevettes… selon ce qui a été consommé le midi, légumes frais cuits bio Fromage bio Fruit ou compote
Activité physique	Marche

Exemples d'organisation nutritionnelle d'une journée au deuxième trimestre

Veillez à ne pas prendre de produits avec sucre ajouté. Les seuls produits sucrés à consommer sont les fruits et les compotes sans sucre ajouté, voire le jus d'un fruit frais dilué dans de l'eau. Tous les biscuits sont à éviter (produits gras, sucrés sans véritable intérêt nutritionnel), ainsi que les mousses au chocolat, les flans… En revanche, vous pouvez, si vous le souhaitez, ajouter un peu de compote ou quelques fruits secs dans le fromage blanc et les yaourts nature.

Privilégiez un apport régulier en féculents lors de vos repas.

Petit déjeuner	Proche du petit déjeuner précédent Pain complet ou multicéréales, 2 à 3 tranches Beurre (5 à 10 g, soit une petite plaquette type « restaurant »), compote (deux fois moins sucrée que le miel ou les confitures)
Collation	Fruit
Déjeuner	Viande « maigre » (ou poisson (environ 120 g) ou œuf Légumes et féculents (3 à 6 cuillères à soupe) Salade verte (vinaigrette à base d'huile, noix ou colza) Produit laitier à type de fromage (non issu de lait cru) ou yaourt nature
Collation	Fruit ou compote ou quelques fruits secs
Dîner	Potage de légumes Viande ou poisson selon ce qui a été consommé le midi Légumes, féculents (2 à 3 cuillères à soupe) Salade verte (vinaigrette à base d'huile de noix ou de colza) Fromage (non issu de lait cru) Fruit ou compote
Activité physique	Marche

Organisation nutritionnelle d'une journée au troisième trimestre

Continuez à contrôler les apports caloriques et réduisez un peu les quantités de féculents et de pain.

Vitamines et minéraux dont il ne faut pas manquer tout au long de la grossesse

Micronutriments	**Sources alimentaires principales pendant la grossesse**
Fer	Viande maigre (p. 97), de la viande rouge à la volaille, 4 à 5 fois par semaine ; poisson, 2 fois par semaine dont 1 fois un poisson gras (sardine, maquereau…)
Vitamine B9 ou acide folique	Légumes verts à feuilles (laitue et autres salades, épinards…) ; fruits oléagineux (noix, noisette), œuf
Vitamine D	Poisson « gras » (sardine…), jaune d'œuf, beurre

LES USTENSILES DE CUISINE

Un comportement alimentaire sélectif et qualitatif doit aussi tenir compte d'autres paramètres, dont l'absence de contamination par des molécules issues des ustensiles de cuisine.

Les casseroles et poêles

Les instruments de cuisson doivent être choisis sans revêtement antiadhésif. L'utilisation des dérivés fluorés (PTFE* ou polytétrafluoroéthylène) peut poser problème, et certains peuvent avoir été fabriqués avec du PFOA* (acide perfluorooctanoïque) qui, normalement, ne devrait pas se trouver à la fin du processus de fabrication dans les ustensiles de cuisine. Il s'agit de perturbateurs endocriniens* devenant toxiques au-delà de 230 °C et pouvant contaminer les aliments. À basse température, ils sont inertes. Des analyses toxicologiques – longtemps cachées par les industriels – ont montré que le PFOA qui contaminait les ouvrières enceintes des usines le fabriquant migrait jusqu'à l'embryon avec de multiples conséquences. Soulignons que le PFOA, utilisé pour la fabrication, interagit négativement avec les hormones thyroïdiennes et sexuelles pour tous. En outre, ce composé se dégrade très mal et de nombreuses études montrent qu'on le retrouve dans l'environnement, car il arrive fatalement à un moment ou à un autre dans la chaîne alimentaire. Compte tenu de la mauvaise réputation de ces types de revêtements, de nouveaux sont apparus progressivement, et vous pouvez maintenant lire sur les étiquettes de certains ustensiles la mention « absence de PFOA » – cela étant supposé vous rassurer... Néanmoins, il est très difficile d'en savoir plus sur ces nouveautés, nous en avons fait l'expérience par le biais du Réseau Environnement Santé. Nous avons reçu une fin de non-recevoir des fabricants, avec le motif suivant : « secret industriel » ! Quant à certains autres fluorés (PFC) pouvant être utilisés, il faut savoir qu'ils sont considérés comme des cancérogènes probables pour l'homme ! L'équipe du journal *60 Millions de consommateurs* a cherché, elle aussi, à en savoir plus, et sa conclusion est sans appel : « le problème est que le plus grand flou règne sur la ou les substance(s) de remplacement » du PFOA.

Les pouvoirs publics, notamment au niveau européen, devront bien un jour choisir entre le droit de savoir des consommateurs et le secret industriel. Leur position actuelle est tout simplement inacceptable.

Compte tenu de tous ces éléments, votre grossesse est peut-être le moment de renouveler certains de vos ustensiles de cuisine en choisissant les plus adaptés, c'est-à-dire ceux en inox. Ils sont composés essentiellement d'acier, avec lequel les interactions entre contenant et contenu sont pratiquement inexistantes. Bien sûr, mettre un peu d'huile au fond des casseroles et des poêles est indispensable pour éviter que les aliments n'attachent ; mais les contraintes en termes de nettoyage sont faibles par rapport aux bénéfices santé.

D'autres types de revêtements, notamment ceux à base de céramique ou d'émail, pourraient être, sur le principe, recommandables, mais de nombreuses interrogations demeurent encore actuellement sans réponse. Pour les revêtements en céramique, il en existe à base d'amalgames avec des résines douteuses (le plus souvent, il s'agit de produits d'importation) ; la présence de nanoparticules, possible, n'est généralement pas indiquée. Quant au plomb* et au cadmium* présents dans les céramiques anciennes et parfois d'importation, ils peuvent migrer dans les aliments au-delà des normes admissibles (elles-mêmes pas nécessairement mises à jour). Attention également aux plats artisanaux en céramique et à ceux en terre cuite, susceptibles de contenir du plomb. Pour les produits émaillés, les doutes concernant leur innocuité sont renforcés lors de la présence de pigments colorés.

Quels que soient les matériaux (émail, vernis…), il est inconcevable de ne pas pouvoir obtenir suffisamment d'informations de la part des pouvoirs publics. Pour leur part, les industriels sont nombreux à ne même pas daigner répondre !

En ce qui concerne l'aluminium, bon conducteur de chaleur apprécié des industriels, il ne doit pas être en contact direct avec les aliments. Quant aux pierrades, elles sont généralement issues de poudres de pierre reconstituée et collées (alliage de composés minéraux et de polymères chimiques) pour lesquelles il existe également, pour certaines d'entre elles, de sérieuses interrogations sur leur innocuité lorsque l'ensemble est chauffé.

Le peu d'informations disponibles concernant le risque de migration d'un certain nombre de substances potentiellement nocives dans les aliments, à cette période de votre vie, doit vous inciter à la prudence et votre ligne de conduite peut être très simple : **d'une manière générale, abstenez-vous, en l'état, de choisir des ustensiles ayant des revêtements. N'utilisez que des poêles et casseroles en inox. Quant aux autres ustensiles de cuisine, privilégiez le verre, voire la fonte, la terre non vernissée.**

Les spatules et autres accessoires

De nombreux accessoires (du type spatules, louches, écumoires ou fouets) en matières plastiques peuvent contenir, à votre insu et frauduleusement, de la mélamine. Même si certains résistent mieux que d'autres, la plupart des ustensiles en plastique se dégradent généralement dès que la température est supérieure à 70 °C ; soyez donc très prudente sur leur usage. Certes, les temps de contact avec la chaleur lors de l'utilisation pour les cuissons sont brefs, néanmoins il est préférable de se limiter à l'inox. Quant au bois, la nature des traitements subis est le plus souvent méconnue, n'utilisez que les ustensiles dont vous êtes sûre ou ceux de vos grands-mères !

Les moules en silicone*

Une fois de plus, il est difficile d'avoir des renseignements fiables et exhaustifs sur la composition exacte des moules en silicone et le degré de migration de l'ensemble de leurs composés. La présence de phtalates* est possible. Les industriels interrogés ne répondent pas de façon claire aux questions posées… lorsqu'ils répondent ! En 2010, la Direction générale de la concurrence, de la consommation et de la répression des fraudes avait indiqué que 25 % des moules en silicone testés émettaient des composés volatiles lors d'un chauffage supérieur aux normes admises par la réglementation. Dans plusieurs pays, certains types de moules en silicone sont interdits, comme ceux dits en « peroxyde », contrairement à ceux en platine qui résistent mieux à la chaleur (« 100 % silicone platine »). Dans votre situation actuelle, une fois de plus, jouez la prudence et utilisez des moules ou ramequins en verre résistant bien à la chaleur.

Le robot pour cuisiner, notamment les plats de bébé

Aussi incroyable que cela puisse paraître, un grand nombre de robots en plastique destinés à préparer les aliments des bébés ont pu contenir du bisphénol A*. Heureusement, il en existe aussi qui ne comportent pas ce perturbateur endocrinien*. Il est indispensable de bien lire les mentions sur l'étiquette, même si celles-ci ne sont pas toujours limpides ; les fabricants interrogés répondent « qu'ils suivent la réglementation ». Soyez donc très vigilante. La règle est de bien questionner le vendeur et, au moindre doute, de n'utiliser que des robots en inox.

Le four à micro-ondes

L'utilisation du four à micro-ondes est tout à fait possible pour réchauffer ou cuire un certain nombre d'aliments. Néanmoins, il est indispensable de procéder de façon adaptée. N'utilisez pas de films souples étirables pour recouvrir les récipients, car ils contiennent des phtalates* pouvant migrer dans les aliments, surtout si ceux-ci sont gras. **La règle est simple : ne réchauffez vos aliments au four à micro-ondes que dans des récipients en verre, voire entre deux assiettes.**

CONSEILS D'HYGIÈNE[26]

La prévention et la maîtrise des contaminations tout au long de la chaîne alimentaire ont contribué à une amélioration significative de la qualité microbiologique des aliments. Pourtant, en 2011, 38 % des foyers de toxi-infections d'origine alimentaire déclarés en France sont survenus dans le cadre familial. La méconnaissance des voies de contamination secondaire est réelle chez les consommateurs. Afin de les aider à limiter les risques de contamination à domicile, plus particulièrement dans la cuisine, voici, selon l'Anses, les dix mesures prioritaires de prévention.

1. Avant et pendant la préparation des repas, bien se laver les mains avec du savon.

2. Éviter de préparer les repas en cas de symptômes de gastro-entérite. S'il est impossible de se faire remplacer, être très vigilante sur le lavage des mains et privilégier des aliments nécessitant peu de préparation.

3. Si des aliments se répandent dans le réfrigérateur, nettoyer, sans tarder, les surfaces salies. Un nettoyage complet du réfrigérateur doit être pratiqué idéalement une fois par mois.

4. À chaque type d'aliment sa planche à découper : en réserver une à la viande et aux poissons crus, et une autre aux produits cuits et aux légumes propres. Une fois les aliments cuits, ne pas réutiliser les plats et ustensiles utilisés pour les transporter crus.

5. Pour limiter le risque de multiplication des micro-organismes, ne pas conserver les aliments plus de 2 heures à température ambiante avant réfrigération.

6. Pour la conservation des produits traiteurs, plats cuisinés, pâtisseries à base de crème, ou aliments « très périssables » non préemballés, sur lesquels ne figure pas de date limite de consommation, une durée inférieure à 3 jours est fréquemment recommandée. Demander conseil aux commerçants.

7. Maintenir la température à 4 °C dans la zone la plus froide du réfrigérateur et vérifier l'étanchéité de ses portes.

8. La consommation de la viande hachée bien cuite à cœur est recommandée aux jeunes enfants, aux femmes enceintes et aux personnes immunodéprimées, afin de les protéger des pathogènes.

9. La consommation de viande ou de poisson cru (en tartare ou carpaccio) et de produits laitiers au lait cru (à l'exception des fromages à pâte cuite pressée comme le gruyère ou le comté) est fortement déconseillée aux enfants, aux femmes enceintes et aux personnes immunodéprimées.

10. Les repas et biberons de lait des nourrissons nécessitent une attention particulière : ne pas les conserver plus de 48 heures à 4 °C. Pour les bébés les plus sensibles aux infections, privilégier des préparations stériles sous forme liquide.

On peut également conseiller de bien respecter la chaîne du froid lors des courses avec, par exemple, des sacs isothermes ou des glacières.

LES PRODUITS DE NETTOYAGE DE LA CUISINE ET DE LA VAISSELLE

Les produits

Nettoyage de	Produits et usage
Vaisselle en machine	Produits lave-vaisselle avec un des labels* du tableau de la p. 166 notamment EU Ecolabel européen Diluer les produits dans 1/3 d'eau, voire plus (tous sont trop concentrés)
Vaisselle à la main	Liquide vaisselle avec un des labels du tableau de la p. 166 notamment EU Ecolabel européen Vinaigre blanc* comme détartrant, anticalcaire, et pour améliorer la transparence des verres et carafes… Bicarbonate de soude*, si besoin, pour les casseroles et les poêles
Plaques à induction	Véritable savon de Marseille, bicarbonate de soude
Évier	Idéalement, marc de café, dégraissant des tuyauteries, vinaigre blanc
Meubles, portes extérieures des appareils électroménagers	Véritable savon liquide de Marseille
Four	Véritable savon liquide de Marseille, bicarbonate de soude si besoin
Vitres Uniquement les vitres à votre hauteur (éviter tout risque de chute)	Vinaigre blanc

Nettoyage de	Produits et usage
Sols	Vinaigre blanc, bicarbonate de soude ou savon noir pur

Une multitude de labels

(pour les caractéristiques de ces labels, cf p. 166

Logos	Principaux labels*
	EU Ecolabel européen
	Ecocert Ecodétergent
	Nature et Progrès
	NF environnement

Pour le choix des marques (savon de Marseille, savon noir, vinaigre blanc*), cf p. 165

Conseils d'utilisation

Pour la vaisselle, procédez idéalement à un prétrempage. Si elle est assez sale, mélangez du bicarbonate*, le jus d'un demi-citron et de l'eau tiède. Passez un coup d'éponge et rincez. Utilisez ensuite votre lave-vaisselle ou une simple bassine.

Pour nettoyer la plaque chauffante, de type induction ou halogène, utilisez du véritable savon de Marseille liquide dilué. Laissez agir quelques minutes sur les taches et dépôts ; si besoin, ajoutez un peu de bicarbonate de soude, laissez encore agir et essuyez sans rincer avec une lingette en microfibres assez épaisse, de manière à absorber le savon.

Si votre évier a tendance à se boucher, procédez à des nettoyages réguliers du siphon : par exemple, du marc de café sur lequel on laisse couler de l'eau tiède pendant suffisamment longtemps permet le débouchage.

Pour ce qui est des meubles et des portes externes des appareils électroménagers, prenez un chiffon imbibé de véritable savon liquide de Marseille dilué, puis passez un chiffon doux sur les traces de doigt et de graisse. Pour la porte interne du four et les parois, procédez de la même manière mais en pulvérisant du savon liquide, puis en essuyant assez rapidement avec une lingette en microfibres. À l'intérieur du four, évitez les produits agressifs ; s'il existe des résidus de matières carbonisées, versez du bicarbonate de soude pur sur une éponge humide. Évitez d'utiliser le système à pyrolyse.

Pour les vitres de la cuisine ou les baies vitrées, dépoussiérez toujours avec un chiffon en microfibres spécialement dédié, puis passez si besoin un liquide à base de véritable savon de Marseille ou pulvérisez-le. Essuyez ensuite rapidement avec une lingette. Certaines personnes utilisent du papier journal froissé en l'humidifiant et en ajoutant un peu de vinaigre blanc*.

Si vous avez des faïences, pulvérisez un mélange de vinaigre blanc dilué dans un peu d'eau tiède et essuyez rapidement avec une lingette en microfibres.

Pour le sol de la cuisine (carrelage ou autres), commencez par procéder à un balayage humide, afin de ramasser les miettes et la poussière. Une lingette en microfibres imprégnée d'un peu de vinaigre blanc* permet ensuite d'enlever les taches de nourriture (il existe des systèmes très utiles d'attache par pression sur des balais). La lingette peut elle-même être lavée régulièrement. La poursuite du nettoyage peut se faire avec du bicarbonate de soude* (1 cuillère à soupe pour 3 l d'eau) et quelques gouttes de citron dans un seau d'eau, en utilisant un balai à frange. Ensuite, rincez et pulvérisez quelques gouttes d'huile essentielle de citron pour désodoriser la cuisine. Une autre possibilité pour des nettoyages plus courants est d'utiliser du savon noir.

Si vous avez besoin de désodoriser l'intérieur du frigo, placez-y une coupelle contenant un peu de bicarbonate.

SALLE DE BAINS

Cosmétiques et produits d'hygiène

Dans la salle de bains

1. **Les médicaments :** en raison des risques auxquels la prise de médicaments par la mère peut exposer le fœtus, ne pas prendre de traitement allopathique pendant toute la grossesse sans avis médical.

2. **Le maquillage :** la plupart des produits de maquillage contiennent des perturbateurs endocriniens*. Il est donc vivement conseillé de ne pas se maquiller en période de grossesse, ou alors de façon exceptionnelle, avec des produits adaptés.

3. **Le dentifrice :** par simple contact avec la muqueuse gingivale, les substances contenues dans le dentifrice passent dans le sang. Il faut donc éviter ceux qui contiennent de nombreux composés chimiques et privilégier les dentifrices bio.

4. **Le savon :** choisir des savons solides et artisanaux, saponifiés à froid (c'est-à-dire ayant conservé la glycérine). Vous pouvez également acheter des savons bio surgras.

5. **Les couches pour bébé :** l'idéal est de vous orienter vers des couches jetables dites « écologiques », celles contenant au moins 70 % de matières naturelles, avec, pour la partie absorbante, de la cellulose végétale et moins de polyacrylates que dans les couches traditionnelles.

6. **Les produits de nettoyage :** vinaigre blanc, bicarbonate de soude et véritable savon de Marseille sont les principaux produits de nettoyage dont vous avez besoin dans votre salle de bains.

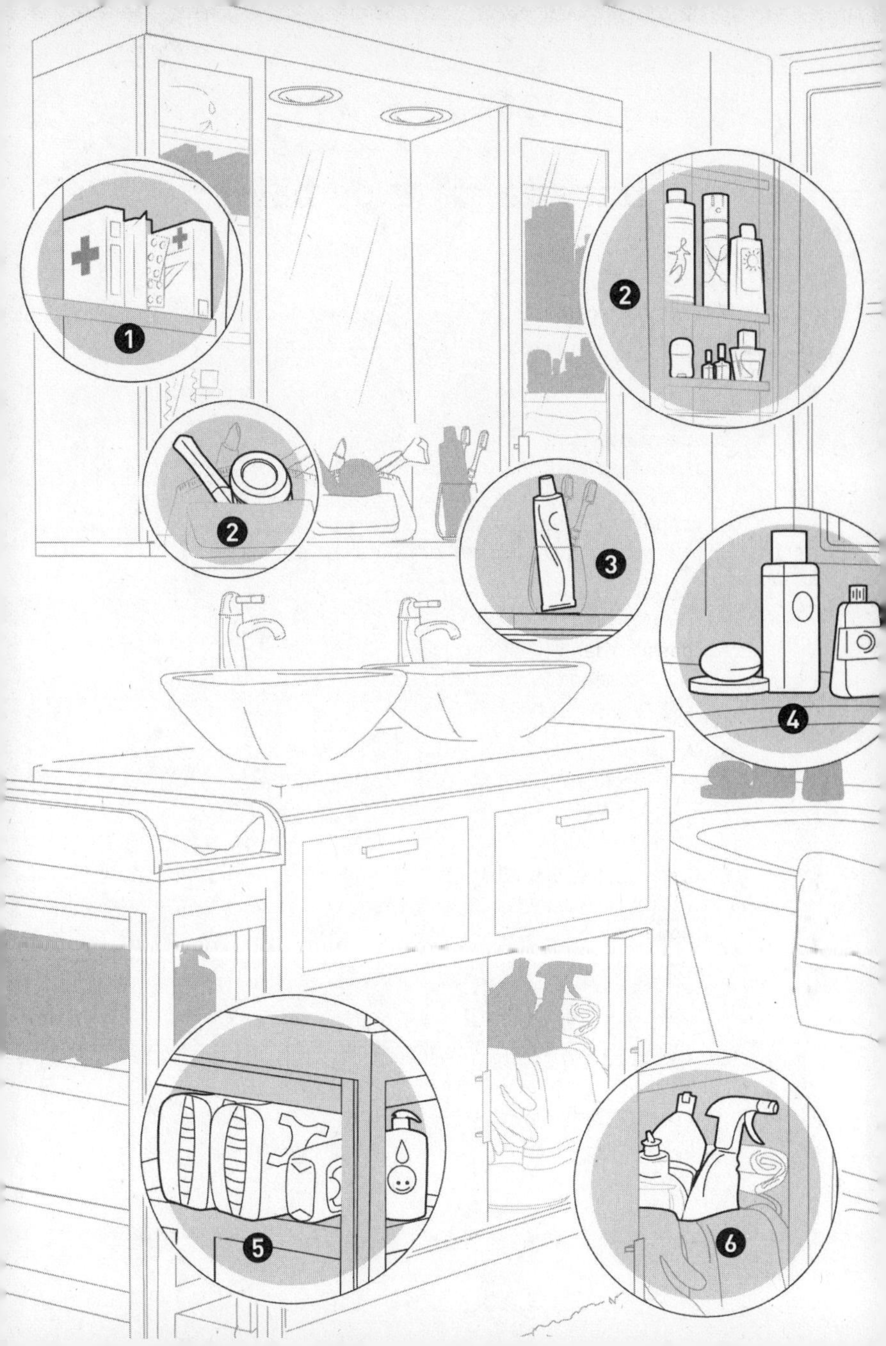
1
2
2
3
4
5
6

La salle de bains est le lieu où se concentre l'essentiel des produits cosmétiques et d'hygiène corporelle que vous utilisez au quotidien. Or des analyses ont montré qu'ils pouvaient contenir un nombre effarant de substances chimiques, dont de multiples perturbateurs endocriniens* pouvant modifier le métabolisme et avoir des répercussions sur l'embryon.

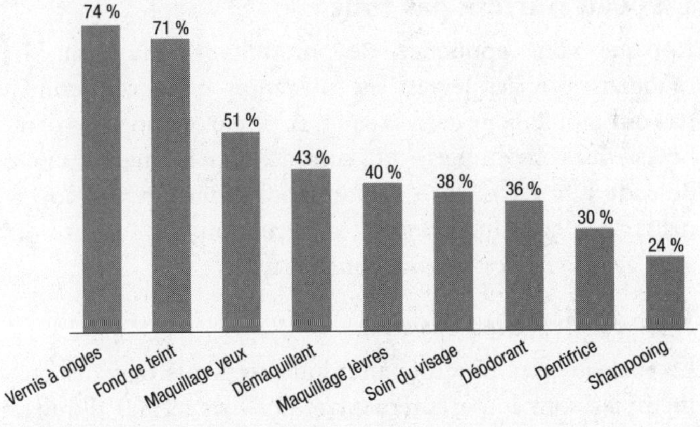

Pourcentage de produits cosmétiques contenant des perturbateurs endocriniens (source : Notéo, septembre 2013)

On est loin, très loin des images publicitaires rassurantes exposant des pseudo-scientifiques en blouse blanche qui vous vantent tel ou tel produit cosmétique ou d'hygiène corporelle recelant différents principes dits « actifs ». Nous en verrons le peu d'intérêt, afin de vous éviter de tomber dans tous les pièges marketing.

Pendant votre grossesse, il faut plus que jamais faire la distinction entre les soins corporels d'hygiène (savon, dentifrice, shampooing) nécessaires, et les produits cosmétiques (fond de teint, démaquillant, vernis à ongles, teinture des cheveux, déodorant...) pour lesquels un usage quotidien n'est pas recommandé, compte tenu des multiples agents chimiques les composant.

POUR VOUS AIDER À MIEUX CHOISIR

La peau n'arrête pas tout

Lorsque vous appliquez des produits sur la peau, les muqueuses ou les lèvres, les substances qu'ils contiennent passent rapidement dans le sang. À titre d'exemple, les parabènes* des cosmétiques – qui sont des conservateurs au nom de code E214 à E217 – contaminent beaucoup plus l'organisme que ceux ingérés par l'alimentation, car l'acidité des sucs gastriques les détruit pour partie.

Des études insuffisantes

La majorité des produits chimiques présents dans les cosmétiques sont imparfaitement étudiés en termes d'impact sur la santé, et encore moins pour les femmes enceintes. Bien sûr, il existe des organismes de contrôle et des règles d'utilisation ; en outre, une nomenclature internationale des ingrédients cosmétiques (INCI) impose la mention des différentes substances par ordre décroissant sur les étiquettes, ce qui permet, *a priori*, une analyse des composés présents.

Mais vous n'êtes pas nécessairement spécialiste en chimie et il existe de nombreux pièges à éviter pour interpréter correctement ces étiquettes, nous y reviendrons. En outre, les normes utilisées pour définir leur degré de toxicité sont souvent obsolètes, datant parfois de plusieurs décennies. C'est pourquoi il paraît légitime d'exiger la nécessité d'effectuer de nombreuses autres études pour assurer l'innocuité de leur usage sur la femme enceinte. Pour tous ces produits, les marges de sécurité d'utilisation sont pratiquement ignorées, de l'aveu même des toxicologues indépendants. De plus, les effets des interactions des substances entre elles (« effet cocktail », cf p. 24) sur la santé de la mère et de son futur enfant sont pratiquement inconnus !

Hiérarchiser les risques pour la santé

C'est le niveau d'exposition, en plus de la période, qui définit le potentiel de dangerosité. La vulnérabilité est extrême pour le fœtus, cependant, si vous n'utilisez qu'occasionnellement un produit cosmétique du type rouge à lèvres ou vernis à ongles, vous ne risquez rien, car la durée et le niveau d'exposition seront faibles. En revanche, appliquer certains fonds de teint ou déodorants tous les jours ou presque peut devenir réellement problématique en raison de leurs possibles actions délétères. Des solutions naturelles existent pour remédier notamment au masque de grossesse.

POURQUOI TANT DE SUBSTANCES CHIMIQUES ?

Les substances et leurs rôles

Substances et leurs rôles	Produits annexes possibles
L'eau : aqua (*water*, comme cela est parfois mentionné sur l'étiquette) rend le produit plus fluide	Conservateurs (sigle E2..) pour éviter que différents micro-organismes ne se développent
Huiles, corps gras naturels ou de synthèse : composants pour protéger la peau	Émulsifiants* pour assurer une stabilisation du mélange corps gras et eau ; ils sont aussi appelés « tensioactifs ».
Principes actifs : supposés avoir une action bénéfique sur la peau ou les différentes phanères (cheveux, ongles…)	
Parfums ou « fragrances », de plus en plus souvent de synthèse, pour assurer une odeur « agréable »	Phtalates*…
Colorants, également de synthèse dans la plupart des produits conventionnels, pour améliorer le rendu du produit	Solvants*…

Les composants ajoutés

Parmi les principales préoccupations toxicologiques liées aux composants des produits d'hygiène et de cosmétique, on recense les conservateurs, les émulsifiants*, les huiles minérales, les parfums ou fragrances et les colorants.

Les conservateurs

Ils ne sont pas tous anodins, loin de là. Certains sont même franchement préoccupants, car cancérogènes, mutagènes*, modifiant le métabolisme, mais également sources de divers troubles comme des allergies. Des résistances à l'égard de certaines bactéries peuvent aussi se développer pour les biocides. Des restrictions d'emploi sont bien sûr énoncées pour les cancérogènes, mutagènes et reprotoxiques (CMR*) les plus redoutables : les CMR de la classe 1, avec risque avéré chez l'homme et l'animal ; les CMR 2, avec risque avéré chez l'animal et suspecté chez l'homme. Mais les produits classés CMR 3 (et certains CMR 2) avec risque possible chez l'homme restent autorisés à la vente ! Néanmoins, vous pouvez les repérer sur l'emballage, car leur présence doit être accompagnée des mentions suivantes : « risques possibles d'altération de la fertilité, risques possibles pendant la grossesse d'effets néfastes pour l'enfant », d'où l'impérieuse nécessité de toujours bien lire les étiquettes.

Parmi les plus préoccupants :

- *les parabènes*, perturbateurs endocriniens* autorisés.* Compte tenu de leur réputation, ils sont de plus en plus souvent remplacés par d'autres substances, notamment le MIT (méthylisothiazolinone) ou des substances proches comme le benzisothiazolinone. Malheureusement, elles se révèlent à l'usage être particulièrement allergisantes.

  Étiquetage : leur présence est mentionnée soit directement par leur nom de code (E214 à E217), soit par le suffixe « -paraben », de type éthyl-paraben. Le propyl-paraben est considéré comme celui dont il faut le plus se méfier, attention aussi au butyl-paraben (ces deux parabènes sont interdits au Danemark).

- *l'EDTA* ou Ethylène Diamine Tetra Acetate.* Il devient rapidement toxique en fonction des doses, et il est encore trop largement employé.
  Étiquetage : sa présence est indiquée par le suffixe EDTA.
- *triclosan**, qui est un produit sur lequel avaient été fondés de grands espoirs et qui apparaissait comme une panacée en tant que biocide pour lutter contre les micro-organismes indésirables. Il a été très largement employé dans de multiples produits au cours des années 1980 puis pendant quelques décennies, avant que l'on constate ses effets potentiellement délétères, notamment comme perturbateur endocrinien. Il peut agir négativement sur la thyroïde et sur le sein par ses effets œstrogéniques. Il est de moins en moins employé, mais cependant pas interdit. Soyez vigilante et évitez-le.
  Étiquetage : sa présence est mentionnée par le terme « triclosan ».
- *alcool*, un conservateur ancien qui est même autorisé dans les labels* bio. L'alcool n'est pas présent à l'état brut mais sous forme dénaturée, sa transformation pouvant nécessiter l'utilisation de phtalates* sans que cela soit mentionné. Tous les phtalates (cf p. 29) ne sont pas à considérer de la même manière, ceux jugés comme étant les plus nocifs sont interdits, sauf à l'état de trace si le processus technologique ne peut l'éviter.
  Étiquetage : sa présence est mentionnée, mais pas toujours sous la forme la plus claire qui soit. Le terme « alcohol » seul ou associé à un autre mot signale son existence dans le produit, parfois n'est mentionné que le suffixe -ol.

Pour le phénoxyéthanol, voir *infra*.

Les émulsifiants

Ils assurent une homogénéisation entre deux produits non miscibles, l'eau et les huiles. Ils sont moussants, ce qui est parfois recherché, mais surtout irritants car fortement détergents. Ils sont également potentiellement allergisants ; parmi eux, citons le sodium lauryl sulfate ou SLS, l'ammonium lauryl sulfate ou ALS. Divers produits bio contiennent des émulsifiants bien moins agressifs tels que des dérivés de plantes.

Étiquetage : la présence d'émulsifiants est le plus souvent mentionnée par le sigle du produit (SLS, ALS).

Il va sans dire que l'utilisation de toute cette catégorie de produits doit être très prudente chez la femme enceinte, d'autant plus que bien des corps gras présents sont souvent des huiles « minérales », avec les risques qu'elles comportent. L'idéal est, d'une manière générale, de choisir des produits sans émulsifiants, c'est-à-dire uniquement gras, pour hydrater la peau. Le principe est de mettre une couche huileuse sur la peau qui limite l'évaporation de l'eau et réduit ainsi son dessèchement.

Les huiles minérales

Elles sont directement issues de la pétrochimie. Leur prix peu élevé augmente la marge bénéficiaire du fabricant, d'où un très large emploi. Elles peuvent provoquer des occlusions des pores de la peau et favoriser les boutons et imperfections ! Elles ne sont donc pas anodines, d'autant plus qu'elles peuvent contenir des HAP* (hydrocarbures aromatiques polycycliques), dont certains sont cancérogènes.

Étiquetage : petrolatum, paraffinum (ou paraffin), mineral oil, ozo, ceresin wax, cera microcristallina.

Les parfums ou fragrances

Ils sont malheureusement presque tous de synthèse et suspectés de largement favoriser les réactions allergiques (les produits naturels peuvent également en être responsables, de façon moindre). Les muscs polycycliques de synthèse (tonalide, galaxolide…) sont autorisés, mais sont eux aussi considérés comme des perturbateurs endocriniens* ; les muscs nitrés (xylène, cétone) ne sont plus employés, ou presque plus, avec une réglementation contraignante.

Étiquetage : parfum, même avec la mention « naturel » (il faut se méfier car il peut s'agir de mélanges de produits naturels et de synthèse !). On ne vous facilite pas la tâche…

Les colorants

Ils sont eux aussi généralement de synthèse dans les produits conventionnels. Certains d'entre eux sont même suspectés de bien des maux, puisque, outre les allergies, des doutes existent sur leur potentiel cancérogène et reprotoxique*. Ils peuvent également exister sous forme de nanoparticules suspectes.

Étiquetage : colorant.

Éviter les pièges des étiquettes

Si l'étiquetage doit mentionner par ordre décroissant la concentration des différents constituants, en dessous de 1 %, les produits peuvent apparaître n'importe où dans la liste, voire même en gras avant tous les autres, quand bien même il n'y en aurait que 0,01 % ! C'est ainsi que certains produits végétaux peuvent être mis en avant de façon spectaculaire sur l'étiquetage, uniquement pour attirer votre attention sur un côté « naturel », alors que le produit que vous avez entre les mains relève d'une réelle soupe chimique.

Par ailleurs, les principes actifs de certains produits cosmétiques mis en avant avec un marketing soutenu ne doivent pas faire illusion. En effet, leur concentration est généralement particulièrement faible et les « preuves » de leurs effets annoncés (antirides...) sont scientifiquement peu probantes.

Vous devez aussi être particulièrement méfiante à l'égard de la plupart des produits cosmétiques conventionnels : ils peuvent contenir différents additifs sous forme de nanoparticules, sans que cela soit clairement mentionné, alors même que la réglementation a évolué dans le sens d'une plus grande transparence. Force est de constater qu'elle n'est pas ou peu respectée. Or un produit à base de nanoparticules a la caractéristique de pouvoir pénétrer très profondément et ainsi atteindre les cellules fœtales. Les effets sur la santé sont particulièrement mal connus, mais des doutes alarmants existent. Un argument de plus pour opter pour des cosmétiques bio qui ne contiennent pas de produits à base de nanoparticules, ni les conservateurs les plus préoccupants

Enfin, ne vous laissez pas abuser par le terme « hypoallergique ». Ce n'est pas un label* et il n'a aucune valeur scientifique. Cela indique uniquement que le fabricant n'utilise pas un certain nombre d'allergènes notoires, ce qui est maintenant le cas le plus fréquent ; de nombreux autres produits allergisants peuvent néanmoins être présents.

Concernant les prix, le journal *60 Millions de consommateurs* notait, en octobre 2015 : « Beaucoup pensent se mettre à l'abri des composés à risques en consacrant un budget plus conséquent à l'achat. Ce n'est pas toujours le cas. Et, contrairement à une autre idée reçue, le fait d'acheter ses produits en pharmacie n'apportera pas plus de garanties ». Et de conclure : « Payer très cher n'est pas une garantie. »

LES MEILLEURS CHOIX

Pour les soins d'hygiène corporelle

Mieux choisir votre dentifrice

Vous utilisez tous les jours votre dentifrice, à raison, pour prendre soin de vos dents qui assurent le début de la digestion par la mastication. L'émail doit être protégé, mais bon nombre des substances contenues dans les dentifrices vont rapidement passer dans le sang par le simple contact avec votre muqueuse gingivale. Comme toutes les pâtes de dentifrice contiennent de l'eau, il y a des conservateurs, même parmi les produits bio. Par ailleurs, divers autres éléments, parfois mis en avant par le marketing des marques, sont censés faire la différence avec les produits de base : on vous promet des dents plus blanches, une protection « totale », un renforcement des défenses immunitaires contre la plaque dentaire, etc. Mais ne tombez par dans ces pièges marketing, le niveau de preuves scientifiques étant généralement très faible. Quant au fluor, il était autrefois fort prisé pour renforcer la structure des os, mais un excès d'absorption peut être responsable d'une fluorose dentaire, lors de laquelle l'émail des dents se tache et peut se marquer de plaques opaques inesthétiques. Cela ne peut se constater que lors de prises orales de compléments à base de fluor, qui, en excès, limite l'absorption de calcium au niveau des bourgeons dentaires du fœtus. Autrement dit, ce n'est pas un dentifrice à base de fluor qui peut être à l'origine d'une fluorose, son rôle se limitant à empêcher la formation de la plaque dentaire et à réduire ainsi le risque de caries.

Attention aux arômes de synthèse et à tous ces produits supposés assurer une haleine plus fraîche multipliant la présence de composés chimiques en association ou non avec des produits « naturels ».

Choisissez les dentifrices qui contiennent le moins de composés chimiques en regardant les étiquettes, même si toutes les substances ne sont pas à considérer de la même manière. Le bio offre un certain nombre de garanties, mais quelques produits bio peuvent aussi malheureusement contenir des produits chimiques, comme le sodium lauryl sulfate. Soyez donc vigilante.

Parmi les marques : privilégiez les marques bio, de préférence celles contenant du fluor (qui ne sont d'ailleurs pas très nombreuses, le consommateur bio étant supposé se nourrir de façon équilibré), sinon les marques Melvita®, Lavera® ou de distributeurs. Les dentifrices bio labellisés Cosmébio et Nature et Progrès contiennent 95 % de substances bio. En conventionnel, le Parodontax®, essentiellement à base de plantes et de sels marins, semble tout à fait acceptable. Il présente en plus l'avantage, surtout au cours du troisième trimestre de grossesse, de limiter le risque de saignement gingival. Pour votre enfant, vous opterez pour un dentifrice « spécial enfant » jusqu'à l'âge de 6 ans.

Alternative 100 % naturelle : de façon occasionnelle, se brosser les dents avec de la pulpe de citron et du bicarbonate* bio à la place des dentifrices (avec surtout de faibles concentrations pour ne pas altérer l'émail des dents). Demandez conseil à votre dentiste et vérifiez toujours que les différentes préparations ne contiennent pas de fluor.

Mieux choisir votre savon

Aussi étrange que cela puisse paraître, il est compliqué de trouver un savon adapté, et pas seulement pour les femmes enceintes. D'une manière générale, les savons sont trop agressifs, notamment pour la peau du visage. Ils sont fabriqués à partir d'huile et de soude, il en résulte du « savon » et de la glycérine. Lorsqu'ils sont saponifiés à froid, on obtient un produit conservant la glycérine, mais ce procédé lent ne peut être utilisé à l'échelle industrielle pour des raisons techniques et de rentabilité. Les savons sont donc déglycérinés (la glycérine étant réutilisée pour d'autres usages lucratifs). Le problème est que, sans glycérine, il ne s'agit pas d'un produit doux, mais au contraire fortement décapant. Il altère le fin film dit « hydrolipidique » protégeant naturellement la peau. Il modifie son acidité et rompt ainsi un équilibre subtil, d'où l'apparition possible d'irritations ou d'imperfections cutanées. On vous proposera alors de les corriger par différentes crèmes et autres produits cosmétiques, eux-mêmes plus ou moins concentrés en différents produits chimiques pouvant entraîner des effets indésirables. C'est sans fin ! En outre, on ajoute dans ces savons industriels des parfums – de synthèse le plus souvent –, des colorants – de synthèse également –, ainsi que différents types de conservateurs. Pour clore ce tableau, la composition des substances entrant dans la fabrication des savons n'est pas nécessairement indiquée de façon exhaustive sur l'étiquette, contrairement aux autres produits cosmétiques.

Il est récemment apparu sur le marché des savons « glycérinés » ; en fait, il s'agit de savons déglycérinés qui ont été reglycérinés ; cela peut paraître paradoxal, mais il est plus rapide de procéder ainsi sur le plan industriel. Ces savons reglycérinés peuvent contenir différents composés chimiques. Ils sont néanmoins plus doux que les savons classiques déglycérinés.

Il existe, et cela est souvent prescrit par les dermatologues, des « savons sans savon », ou « pains dermatologiques », mais qui ne sont rien d'autre qu'un type de détergent d'origine pétrochimique.

Choisissez idéalement les savons « saponifiés à froid », qui ne peuvent être qu'artisanaux (cependant, tous les savons artisanaux ne sont pas nécessairement fabriqués de la sorte, « artisanal » n'est pas un label*, ni nécessairement un gage de qualité). Lorsqu'une huile végétale vierge est ajoutée pour les rendre « surgras », cela « adoucit » la peau. Les savons bio « surgras » avec, par exemple, du beurre de karité ou de l'huile d'argan sont intéressants, ainsi que les savons « glycérinés » (c'est-à-dire reglycérinés), mais il faut bien lire les étiquettes et ne pas choisir ceux ayant des composés indésirables en plus.

Les savons liquides doivent être utilisés essentiellement pour les mains, selon les configurations proches des savons solides.

Parmi les marques : tous les savons saponifiés à froid surgras et, à défaut, tous les savons solides ou liquides bio surgras ont tendance à se valoir. On peut citer Melvita® extra riche (beurre de karité), Gravier® bio à l'huile d'argan. Pour les savons liquides, le savon d'Alep bio Karawan®, ou encore le savon recette d'Alep Floressance – Léa Nature®.

Alternative 100 % naturelle : il existe des plantes « savonneuses », parmi lesquelles la saponaire, mais il ne s'agit, bien sûr, que d'un usage plutôt anecdotique.

Mieux choisir votre shampooing

Vous pouvez continuer à utiliser votre shampooing habituel : il a peu de risques d'avoir un impact négatif sur votre santé, même si certains peuvent être plus agressifs que d'autres et si 24 % contiennent des perturbateurs endocriniens* (mais la durée de contact est fugace). D'une manière générale, il faut éviter les lavages de cheveux trop fréquents (pas quotidiennement, une à deux fois par semaine) pour ne pas trop éliminer le sébum du cuir chevelu, protecteur naturel des cheveux. Mais, en cette période de réflexion pour vous sur l'usage des différents produits de soins corporels et cosmétiques, vous pouvez en profiter pour choisir les meilleurs shampooings. Nombreux sont ceux qui contiennent du silicone* que l'on peut assimiler à du plastique (polymères synthétiques), des

PEG (polyéthylène glycol) et des antistatiques, l'ensemble améliorant la souplesse des cheveux. Cependant les silicones ne sont pas biodégradables et s'accumulent sur la planète, majorant la pollution. Quant aux sulfates, souvent présents, ils contribuent à l'effet moussant, mais peuvent être irritants pour le cuir chevelu et léser la structure même des cheveux.

Choisissez les shampooings les plus naturels possibles et doux ; ce ne sont pas forcément ceux qui moussent le plus ! Évitez ceux à base de silicones (présence mentionnée par le suffixe -cone, ou son dérivé, le siloxane) et de sulfates.
Parmi les marques : Logona®, Equiderma® shampooing doux, Cosmigea® bio (tous types de cheveux), Melvita® bio, Lavera®, Weleda®…

Alternative 100 % naturelle : délayez de l'argile blanche dans un peu d'eau chaude et ajoutez quelques gouttes d'huile essentielle de type ylang-ylang ; l'argile verte peut également être utile en cas de cheveux gras.

Autres produits d'hygiène utilisables, mais pas nécessairement tous les jours

Les gels et laits nettoyants du visage peuvent éliminer les impuretés de la peau. Ils sont généralement utilisés comme démaquillants ; en l'occurrence, le maquillage de la peau doit rester l'exception pendant cette période de vie (cf p. 144). Parmi les produits utilisables, citons Dermatherm® bio, Purclear® gel, Cattier® lait bio ; les eaux florales de bleuet et de rose peuvent également être utilisées.

Produits d'hygiène dont vous pouvez vous passer pendant la grossesse

Les gels douche peuvent contenir différents perturbateurs endocriniens*, comme du propyl-paraben et du benzophenone-4. Si vous n'êtes pas chez vous ou lors de votre prochain séjour à la maternité, vous pouvez utiliser du gel douche liquide bio type Sanex® (logo EU Ecolabel). Le reste du temps, essayez de vous en passer et privilégiez un savon surgras ou glycériné. Beaucoup de produits se vantant d'être « naturels » ne le sont pas vraiment, il ne s'agit en aucun cas d'un label*. Encore une fois, soyez vigilante ! Néanmoins, si vous y tenez, vous pouvez acheter en bio les produits Bioderma®, Melvita® extra doux et Equiderma®.

Les produits hydratants du corps (huiles, laits, sprays) ne sont pas indispensables pendant la grossesse (les savons surgras suffisent). Si tous ne sont pas à considérer de la même manière, on peut parfois avoir des surprises quant aux ingrédients présents.

Pour les produits cosmétiques non liés à l'hygiène du corps

Il s'agit de produits non indispensables, à utiliser néanmoins, si vous le souhaitez, très occasionnellement, en choisissant les plus adaptés.

Type	Produits	Remarques et aspects toxicologiques	Parmi les produits et marques utilisables occasionnellement (liste non exhaustive)
Maquillage	Fond de teint, crème pour le visage	71 % contiennent des perturbateurs endocriniens*	Utilisez en premier lieu la poudre de riz bio en cas de masque de grossesse, éventuellement d'acné ; des traitements à l'argile rouge peuvent être utiles. Sinon So'Bio étic®, Logona®
	Mascara	Faible surface couverte mais certains peuvent être irritants et allergisants. Certains peuvent contenir du nickel. Attention au khôl d'Inde et du Moyen-Orient, il peut renfermer jusqu'à 80 % de plomb*	Avène® (mascara haute tolérance), Couleur caramel® (mascara volumateur noir)
	Rouge à lèvres	40 % contiennent des perturbateurs endocriniens	Avril® (le rouge certifié bio)

Type	Produits	Remarques et aspects toxicologiques	Parmi les produits et marques utilisables occasionnellement (liste non exhaustive)
Parfum, eau de toilette		Présence possible d'alcool et de phtalates*… À n'utiliser que très exceptionnellement. Les muscs de synthèse polycycliques (tonalide, galaxolide…) sont autorisés, mais eux aussi sont considérés comme des perturbateurs endocriniens	Produits uniquement naturels (mais des réactions allergiques peuvent néanmoins survenir). Eaux florales bio
Déodorant et antitranspirant		Les sels d'aluminium sont fréquents (mention sur l'étiquette : chlorydrate d'aluminium) ; ils peuvent provoquer des lésions cutanées (eczéma), il existe des doutes concernant leur implication dans les cancers du sein. À ne pas utiliser en cette période de votre vie	Utilisez tout simplement un savon adapté (cf p. 139) Pierre d'alun (encore que certaines ne soient pas des « vraies ») Étiquetage : sur les naturelles, il sera indiqué « potassium alum » ; sur celles de synthèse, « amonium alum »

Type	Produits	Remarques et aspects toxicologiques	Parmi les produits et marques utilisables occasionnellement (liste non exhaustive)
Déodorant et antitranspirant suite			Éventuellement, mais très occasionnellement, bio by Nuxe®, Sanex® 0 % sels d'aluminium (les compositions sont encore améliorables), et celles labellisées Cosmébio
Teinture de cheveux, laques		P-phénylènediamine, dérivés ammoniaqués, résorcinol… la liste est longue des produits présents dans un grand nombre de teintures aux effets particulièrement mal étudiés chez la femme enceinte. Pas de teintures ni de laque ni autres sprays fixateurs	Produits naturels de type Couleurs Gaïa® si besoin
Vernis à ongles		Cosmétiques contenant le plus de perturbateurs endocriniens* (74 %), souvent des phtalates*, du toluène…	Occasionnellement So'bio étic®

Type	Produits	Remarques et aspects toxicologiques	Parmi les produits et marques utilisables occasionnellement (liste non exhaustive)
Crème solaire		Les filtres solaires peuvent contenir de l'oxybenzone, du méthylbenzylidène…, des colorants et divers autres additifs, parfois sous forme de nanoparticules. Ne pas utiliser chez la femme enceinte tant il est compliqué de trouver le bon produit	Se protéger du soleil tout simplement par un chapeau et des vêtements amples et couvrants et, bien sûr, limiter les expositions solaires, notamment aux heures les plus chaudes
Antivergetures	huiles	Préférer les huiles de soin végétales pures, de préférence bio, mais pas les huiles minérales, dérivées du pétrole	Huile de massage ou de soin vergetures Weleda®, Mustela®, Elancyl®, utilisables pendant toute la grossesse

En cas d'irritation de la peau, utilisez de la crème à la propolis bio, du beurre de karité et, au moindre doute, consultez votre médecin.

Les logos cosmétiques à retenir

Logos	Principaux labels*	Caractéristiques
	Cosmebio Bio, Cosmétique bio charte cosmébio	Cosmétiques écologiques et biologiques avec 95 % d'ingrédients végétaux issus de l'agriculture biologique. Pas d'utilisation d'OGM ni de nanoparticules
	Ecocert cosmétique biologique	Proche du label précédent, sans OGM ni nanoparticules et 95 % d'ingrédients végétaux bio. Ecocert est également un organisme de contrôle qualité
	EU Ecolabel, Ecolabel européen	Limite l'utilisation de substances dangereuses, meilleure biodégradabilité, réduction des risques de pollution
	Nature et Progrès	Proche des labels Cosmétique bio et Ecocert cosmétique biologique, optimisation des déchets et utilisation économe des ressources de production

Logos	Principaux labels*	Caractéristiques
	NaTrue	Label présent en Europe assurant que les produits sont naturels et issus de l'agriculture biologique, totalement ou en grande partie

Logos	Autres labels*	Caractéristiques
	Cosmebio Eco	50 % d'ingrédients d'origine végétale, pas d'utilisation d'OGM, ni de nanoparticules, respect des espèces en danger
	Bio Partenaire (bio solidaire, bio équitable)	En plus du cahier des charges pour le bio, souci du commerce équitable garantissant aux producteurs des prix mieux adaptés
	BDIH	Cosmétiques naturels sans être bio, 95 % issus de végétaux, pas d'OGM, réglementation des procédés issus de produits dérivés de la pétrochimie

Pour les premiers mois de la vie du bébé

Les produits d'hygiène corporelle et les cosmétiques

Les bébés n'ont pas besoin de produits cosmétiques et surtout pas de produits parfumés. Vous devez résister au marketing subtil mais insistant des industriels vous proposant différents types de crèmes et lotions comportant des mentions sans aucune valeur réglementaire ou scientifique, du type « partenaire des maternités », « formulé sous contrôle médical » ou « sans XXX… » (par exemple, « sans certains produits type parabènes* », mais contenant d'autres composés chimiques qui peuvent être peu recommandables). On vous promet des produits qui « protègent la peau des bébés » en soulignant leur fragilité, mais c'est bien parce que la peau du bébé est fragile qu'il faut être extrêmement prudent, puisqu'elle est perméable aux produits chimiques. Vous pouvez utiliser une eau nettoyante bio, par exemple de la gamme Dermatherm® ou Coslys®, mais une simple eau du robinet ou minérale en bouteille suffit.

Au tout jeune âge, l'eau suffit pour laver la peau et les cheveux. Pour le change, du liniment oléo-calcaire à base d'huile d'olive et d'hydroxyde de calcium (communément appelé « eau de chaux ») bio permet de nettoyer les fesses du bébé, en étant parfaitement bien toléré. Toutes les marques se valent, tant que ne sont pas ajoutées d'autres huiles végétales, comme l'huile d'amande douce (allergisante pour certains bébés), voire des parfums.

Ensuite, lorsque l'enfant grandit, « un savon liquide ou gel nettoyant bio pour la toilette globale du corps et des cheveux dans le bain est quasiment le seul produit indispensable », comme l'indique le pédiatre Dominique Le Houezec. Un savon glycériné surgras bio fait aussi l'affaire. Les shampooings, laits hydratants et autres pommades sont inutiles ; parfois, en cas de rougeurs et d'irritations débutantes du siège, des produits à base d'oxyde de zinc peuvent être appliqués, après avis médical. La mode du talc sur les fesses des bébés est passée, car il pouvait majorer les irritations et favoriser les surinfections.

Les lingettes industrielles sont déconseillées. Si le phénoxyéthanol n'est plus de mise depuis l'avis – bien tardif – de l'Agence nationale de sécurité du médicament et des produits de santé (ANSM) de 2012, en raison des doutes sur son innocuité en fonction du degré d'utilisation, les lingettes peuvent encore contenir différents conservateurs et parfums de synthèse. La marque Tidoo® a obtenu les prix des meilleurs produits écologiques 2017 pour le bioliniment oléo-calcaire, l'eau nettoyante micellaire et la crème réparatrice pour le change.

Les couches bébé

Pendant des siècles, on a utilisé des langes en tissu. Au milieu du XXe siècle, les culottes plastifiées ont fait leur apparition, permettant ainsi d'assurer une meilleure étanchéité. Vers les années 1960, nouvelle révolution, avec les premières couches jetables, dont le succès commercial fut foudroyant grâce à leur simplicité d'utilisation et au gain de temps qu'elles offraient. Néanmoins, avec un rythme de cinq à six couches quotidiennes, jusqu'à l'âge d'acquisition de la maîtrise des sphincters (environ 2 ans), cela représente tout de même 4 500 changes complets à prévoir, aussi faut-il bien les choisir, d'autant que la gamme de produits disponibles s'est étoffée et que toutes les marques ne se valent pas.

Nous faisons nôtres les conseils du pédiatre Dominique Le Houezec qui préconise de ne pas prendre celles avec ajouts de lotions, de parfums ou de colorants et de ne pas vous laisser piéger par des termes du type « hypoallergénique » qui n'ont aucune valeur scientifique. L'idéal est de vous orienter vers des couches jetables dites « écologiques », celles contenant au moins 70 % de matières naturelles, avec, pour la partie absorbante, de la cellulose végétale et moins de polyacrylates que dans les couches traditionnelles. L'enveloppe extérieure est en « bio plastique », c'est-à-dire de l'amidon végétal. Si vous avez un peu de temps et êtes très organisée, vous pouvez utiliser les nouvelles couches lavables équipées d'une partie interne absorbante (généralement en coton et bambou) et d'un revêtement externe imperméabilisant (en polyester) pour assurer l'étanchéité.

Parmi les couches jetables, nous vous recommandons, par exemple, les éco-couches de la marque Naty® qui sont composées à 60 % de matériaux naturels et renouvelables – amidon de maïs (non OGM) et cellulose de bois 100 % sans chlore –, celles de la marque Moltex® (couches jetables Nature), sans parfum, ainsi que celles de Green Love®, sans pétrolatum et sans lavage de la cellulose au chlore.

L'armoire à pharmacie

Lors de la grossesse et de l'allaitement, il est indispensable d'observer une grande prudence d'utilisation des médicaments. Des chiffres indiquent que 99 % des femmes enceintes ont consommé au moins un médicament. Des études réalisées en France montrent que 6 à 14 médicaments différents en moyenne sont pris au cours de cette période[27], or l'impact sur le fœtus est mal étudié, il convient donc de vous montrer très vigilante.

Les dangers de certains médicaments

Certains médicaments peuvent paraître anodins, comme le paracétamol – l'antidouleur le plus consommé en France. Pourtant, il peut se révéler délétère pendant la grossesse, comme l'ont montré des études récentes, notamment celle du

Pr Ron Mitchelle de l'université d'Édimbourg (Écosse), parue en mai 2015 dans la revue *Science Translational Medicine*. Elle alerte sur le fait que la prise excessive du paracétamol comme antidouleur réduirait la production de testostérone avec risque d'infertilité chez les hommes, voire favoriserait le développement du cancer des testicules. La recommandation consensuelle est simple pour les femmes enceintes : « prendre la dose minimale sur la période la plus courte possible ». De nombreux autres médicaments ont des effets dits « tératogènes » identifiés, c'est-à-dire qu'ils peuvent provoquer des malformations (isotétinoïde, acitrétine…) ; votre médecin a toutes les informations utiles pour vous prévenir. Il existe aussi des médicaments qui peuvent avoir des effets négatifs en fonction du trimestre de grossesse, en particulier l'aspirine et les anti-inflammatoires (AINS ou anti-inflammatoires non stéroïdiens) qui ne doivent pas être pris au cours des quatre derniers mois de la grossesse.

En réalité, beaucoup de médicaments ne sont tout simplement pas étudiés chez la femme enceinte, car les études sont longues et coûteuses pour les industriels qui n'y voient qu'un petit marché et des risques de procès si jamais les effets négatifs n'étaient pas tous clairement identifiés et mentionnés de façon exhaustive. Il est donc beaucoup plus simple pour eux d'indiquer sur la notice que le médicament n'a pas été testé pour la femme enceinte. Cela limite les possibilités de prescription pour le médecin, mais, surtout, cela rend particulièrement dangereuse la prise d'un certain nombre de médicaments sous forme d'automédication, même pour ceux pouvant être délivrés sans ordonnance.

Soyez bien consciente que toute prise de médicament peut exposer l'embryon à des risques, aussi insistons-nous sur le fait qu'il faut que vous soyez extrêmement prudente et ne preniez jamais aucun traitement allopathique (et même certains à base de plantes) sans l'avis de votre médecin ou de votre sage-femme qui, eux-mêmes, vérifieront les dernières données disponibles.

Allons même plus loin : dès la conception, des cellules de l'embryon peuvent être altérées par des prises de médicament, or il est possible d'ignorer son état de grossesse pendant quelques semaines. Aussi la règle, à la limite, devrait être de ne prendre aucun médicament sans avis médical pendant toute la période de procréation !

Quand faut-il prendre des médicaments ?

Les médicaments ne sont légitimes que dans deux situations bien précises :

- en cas de maladie chronique, c'est-à-dire lorsqu'un traitement au long cours est établi (diabète et certains troubles neurologiques…). Mais il existe aussi des situations où on peut les réduire, notamment en cas d'asthme et de diverses manifestations allergiques, puisque l'augmentation de la sécrétion de cortisol liée à la grossesse va avoir un effet positif ;
- lorsqu'un diagnostic précis a été porté et que les médicaments apparaissent comme absolument indispensables, par exemple, lors d'infections urinaires, en fonction du germe présent et pour éviter que la situation n'évolue vers une aggravation de l'infection qui pourrait atteindre les reins (pyélonéphrite).

Pour les petits troubles quotidiens

Parmi les maux les plus fréquents, on recense :

- Pour les nausées, qui touchent jusqu'à 80 % des femmes enceintes, surtout en début de grossesse, le gingembre frais râpé dans les aliments peut aider à les réduire. Il est important également de parvenir à se détendre par des méthodes douces comme la marche, le yoga ou l'acupuncture, voire l'hypnose, ces troubles étant majorés par l'anxiété. En cas de vomissements, il faut faire attention à ne pas se déshydrater, car les pertes hydriques et minérales peuvent être importantes. Un diagnostic précis doit toujours être porté : les causes peuvent être multiples et s'ajouter à de banales nausées, comme c'est le cas avec une môle hydatiforme (anomalie rare de dégénérescence des villosités du placenta), une occlusion intestinale, une gastro-entérite, voire même une infection urinaire.

- Pour la constipation, il faut privilégier de façon régulière des aliments contenant suffisamment de fibres : fruits et légumes frais, céréales complètes, légumineuses (certains d'entre eux ayant un effet plus laxatif que d'autres, comme le kiwi, le melon...). Choisissez une eau riche en magnésium (Hépar®, Roxana®…).
- Pour les troubles de la digestion notamment accompagnés de spasmes, le plus souvent « nerveux », la plante souveraine est la mélisse que vous pouvez prendre en tisane.
- Pour les reflux gastriques désagréables (pyrosis), utilisez des méthodes simples : veillez à ne pas trop boire avant de vous allonger, fractionnez les repas, évitez les boissons gazeuses et un apport trop important en matières grasses qui ralentit la « vidange » gastrique. Vous pouvez aussi prendre des petits repas avec des collations un peu plus substantielles.
- Pour les douleurs articulaires et notamment celles du dos (lombalgie) pouvant être liées à une modification de l'équilibre postural, un certain nombre de massages et de mouvements, sous le contrôle d'un kinésithérapeute, soulagent généralement de façon bien plus efficace et pérenne

que les médicaments. Les sages-femmes participent par leurs conseils à la prévention de ce type de troubles.

- Pour les crampes, une alimentation un peu plus riche en magnésium, avec des légumes et fruits secs, suffit généralement. Une supplémentation en magnésium peut éventuellement être prescrite par le médecin.
- Pour les troubles du sommeil, présents particulièrement au cours du dernier trimestre, en raison de la modification de l'architecture du sommeil et des transformations physiologiques, une simple tisane à base d'aubépine peut contribuer à les réduire. D'autres méthodes, du type sophrologie ou yoga, ont également fait leurs preuves.

Choix des produits pour nettoyer la salle de bains

(cf le chapitre « Buanderie », p. 224)

SÉJOUR ET SALLE À MANGER

Produits ménagers, les sols ; déodorants et parfums d'ambiance ; répulsifs contre les « bestioles » ; la cheminée

Au salon

1. **Un chiffon en microfibres :** utilisé à sec pour attraper la poussière, ce mode de nettoyage est idéal, car il évite toutes les substances suspectes contenues dans les vaporisateurs antipoussières.
2. **De la terre de Sommières :** ce détachant d'origine naturelle, que l'on saupoudre sur des taches grasses formées sur des tissus, est très efficace.
3. **Du vinaigre blanc pour les vitres :** après avoir enlevé la poussière déposée à l'intérieur et à l'extérieur des vitres, utilisez un chiffon imbibé de vinaigre blanc dilué pour les éclaircir.
4. **Du savon pour les sols :** pour tous les sols carrelés, privilégiez soit du savon noir, soit du véritable savon de Marseille.
5. **Du bicarbonate de soude :** pour les taches sur les tapis, par exemple, saupoudrez un peu de bicarbonate de soude à sec et laissez agir 15 min, puis passez l'aspirateur.
6. **Bannissez l'encens :** très émissifs de composés volatiles suspects, les encens sont en grande majorité des produits de synthèse et peuvent représenter des risques.
7. **Insecticides et autres « pesticides », biocides domestiques, ainsi que divers répulsifs :** certains contiennent des substances néfastes pour le développement de l'enfant ; renoncez-y et adoptez des options naturelles pour vous débarrasser des petites bêtes indésirables.

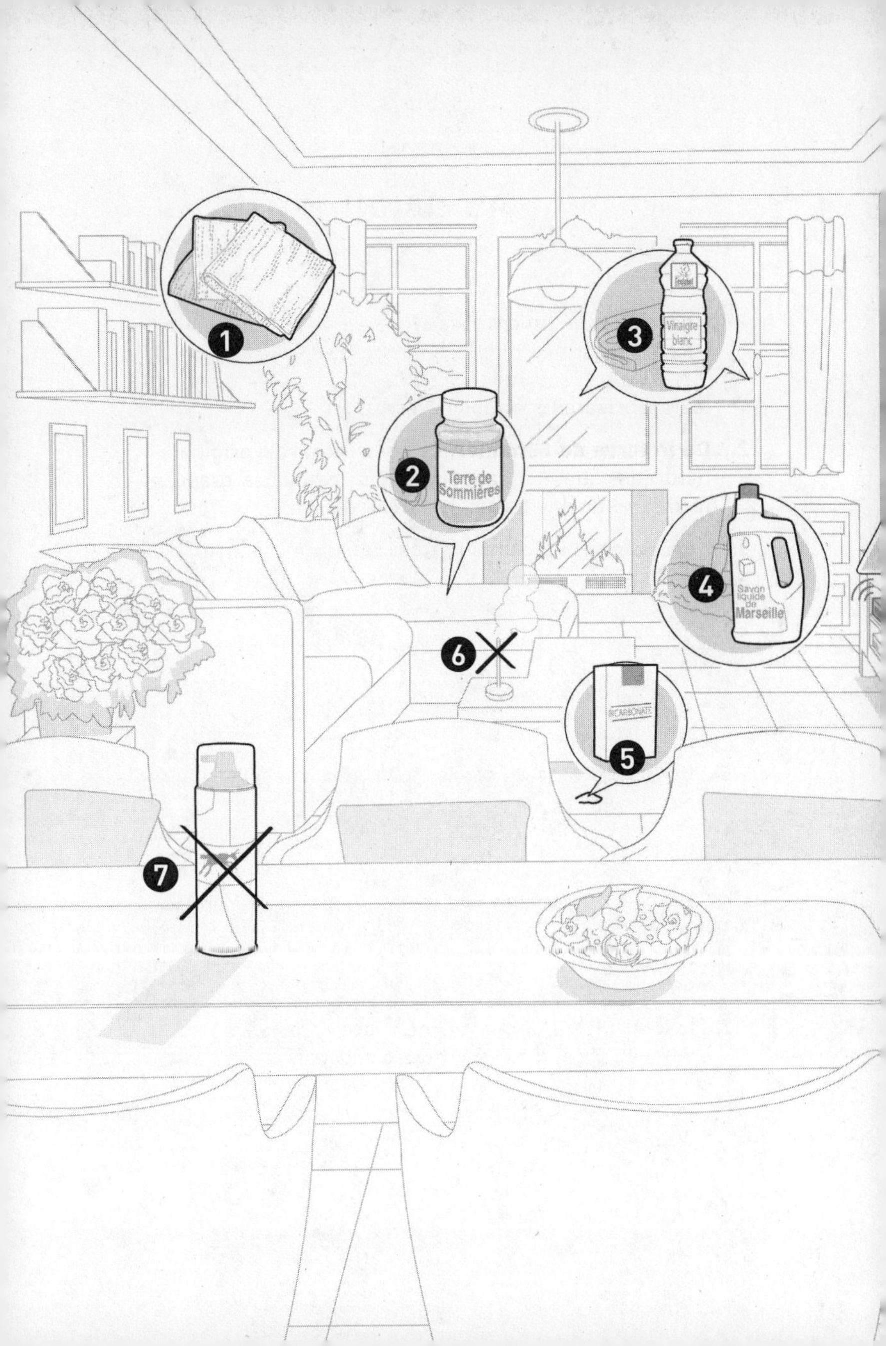
1
Terre de Sommières
2
Vinaigre blanc
3
Savon liquide de Marseille
4
BICARBONATE
5
6
7

Une nouvelle problématique est apparue depuis peu : celle dite de « la pollution intérieure ». De quoi s'agit-il ? On a observé que l'air des maisons, des lieux de travail ou des écoles comporte de plus en plus de produits chimiques divers issus de l'entretien, de déodorants, de l'émission de substances provenant de meubles neufs..., ces produits chimiques existant à des concentrations plus faibles dans le milieu dit « extérieur » qui, pour sa part, peut receler des HAP* (hydrocarbures aromatiques polycycliques, résultats de la combustion du Diesel, de l'essence…), des particules diverses, des dioxines*...

Ce phénomène localisé au niveau de l'habitat intérieur s'est accentué ces dernières années du fait d'une meilleure isolation thermique des habitations, en vue de réaliser des économies d'énergie. Bien que cela soit tout à fait louable, il n'a cependant pas été tenu compte des conséquences en termes de santé. Or, selon l'Institut national de l'environnement industriel et des risques (Ineris), 91 % des produits d'entretien contiennent du formaldéhyde* (formol) ; on trouve également des dérivés du chlore et diverses substances problématiques comme de l'ammoniaque, des éthers de glycol*, du benzène, du toluène, etc., irritants notoires des voies respiratoires et cancérogènes possibles dans certaines circonstances, notamment dans le cadre d'expositions professionnelles importantes.

En moyenne, vous passez un temps considérable (plus de 75 %) dans des milieux « intérieurs » – c'est-à-dire dans votre logement, votre bureau, les transports en commun ou en voiture –, lesquels émettent également un grand nombre de composés, notamment antifeu, comme les polybromés*... La situation est telle qu'on estime que les habitants des pays occidentaux ne passeraient pas plus d'une heure par jour réellement à l'air libre en dehors de leurs jours de repos et vacances.

L'inhalation de nombreux composés présents dans le milieu intérieur est donc devenue particulièrement préoccupante pour les femmes enceintes et les jeunes enfants. Soyez vigilante : la réglementation concernant l'usage de multiples produits n'étant pas suffisamment adaptée à votre situation, apprenez à vous protéger efficacement.

MÉNAGE ET PRODUITS ADAPTÉS

Le ménage de votre intérieur ne doit pas viser l'absence de « microbes » ou de micro-organismes, vous ne vivez pas dans un milieu aseptisé. Moins de 3 % des bactéries peuvent poser problème et vous n'avez pratiquement aucun risque d'en trouver chez vous, sauf si vous travaillez en milieu hospitalier et que vous n'avez pas pris suffisamment de mesures de précaution d'hygiène (les semelles sont, par exemple, des vecteurs de diffusion de bactéries).

Quant à la recherche de l'« odeur du propre », c'est tout simplement un non-sens ! D'une part, le propre n'a pas d'odeur, d'autre part, ajouter ou vaporiser un déodorant ou encore utiliser des produits d'entretien « parfumés » synthétiquement ou plus ou moins naturellement ne fait qu'ajouter des particules chimiques dans votre intérieur, ce qui n'est pas souhaitable. Ne vous laissez plus piéger par les adjectifs marketing présents sur les emballages, du type « superpuissant ». Ne vous laissez pas non plus abuser par les propositions de destination de l'usage des produits : « pour la chambre », « pour la cuisine », « pour la salle de bains », etc. Ce sont les mêmes produits, le but étant uniquement de vous en faire acheter plus. Quoi qu'il en soit, la priorité est une large aération quotidienne, en ouvrant les fenêtres en grand au moins 10 à 30 minutes, tout en veillant au bon fonctionnement de la VMC (ventilation mécanique contrôlée) – si votre logement en est équipé.

Pour le ménage, le principe de base est de vous éloigner de tous les produits aux formules incompréhensibles, concentrés en additifs émettant de multiples ingrédients volatiles qui vont polluer votre intérieur et réduire leur biodégradabilité. Orientez-vous vers la simplicité, c'est-à-dire des produits peu onéreux et qui préserveront votre santé, celle de vos proches ainsi que la planète.

Produits ménagers les mieux adaptés

Produits aisés à trouver en magasins bio, en grandes surfaces et en magasins de bricolage	**Descriptif**	**Usage**	**Marques (liste non exhaustive)**
Chiffon en microfibres	Polyamide et polyester (que du synthétique mais utile !)	Nettoyant des meubles à sec ; très efficace, ne raye pas	Toutes se valent, privilégier les marques de distributeurs, moins chères. En revanche, fuir les lingettes imprégnées de composés chimiques
Bicarbonate de soude*	Obtenu à partir de craie et de sel gemme, à diluer dans un peu d'eau	Dégraissant, antimoisissures, décapant, absorbant (notamment des odeurs)	Choisir les produits français[+]. **Ecodoo®**, La **droguerie écologique®** (le moins cher), **Biovie®**… ++
Terre de Sommières	Argile, à diluer dans un peu d'eau	Détachant des moquettes, tapis, canapés, fauteuils, à sec (notamment les taches grasses)	**La droguerie écologique®**, **Le Briochin®**, **Droguerie 100 % Basic®…** ++

Produits aisés à trouver en magasins bio, en grandes surfaces et en magasins de bricolage	**Descriptif**	**Usage**	**Marques (liste non exhaustive)**
Vinaigre blanc*	Acide acétique et eau (issu de la betterave ou du blé ; rien à voir avec le vinaigre de vin blanc)	Nettoyant des vitres et sols carrelés, à diluer	Choisir celui à 8 % +++, de préférence de **marque de distributeur** pour des raisons économiques, sinon La droguerie écologique®, Biovie®
Savon liquide noir et savon de Marseille véritable	Corps gras avec de la potasse	Pour les sols essentiellement	Choisir les plus « purs » : **Le Briochin®** (pour le savon noir) ; **Maître savon® de Marseille** (pour le savon de Marseille)++
Huile essentielle de citron	Extrait concentré de citron	Désodorisant puissant, quelques gouttes suffisent (en excès, potentiel irritant, allergisant possible)	Choisir les bio, toutes les marques se valent

[+] Issu d'autres pays, le bicarbonate* peut avoir été extrait avec des composés pétrochimiques, sans que cela soit clairement indiqué.

[++] Attention aux pièges ! Un certain nombre d'autres marques annoncent la présence de ce produit en le mettant en évidence sur l'emballage, mais les fabricants peuvent le mélanger à d'autres substances chimiques pas toujours recommandables. Ils abusent ainsi le consommateur en ne délivrant pas un produit brut et authentique comme pourraient le laisser supposer les inscriptions. Néanmoins, comme obligation est faite de mentionner la globalité de la composition du produit, lisez bien (parfois avec une loupe !) ce qui est inscrit en petit caractère, de 1,5 mm, sur les côtés de la boîte.

[+++] Le vinaigre blanc dilué à 8 % suffit largement. Ceux à 12 ou 14 % peuvent être assez corrosifs et délicats à utiliser.

Labels recommandés

Logos	Principaux labels*	Caractéristiques
EU Ecolabel www.ecolabel.eu	**EU Ecolabel, Ecolabel européen**	Produits limitant la présence de substances dangereuses pour la santé humaine et nocives pour l'environnement
ECO CERT® ECODÉTERGENT	**Ecocert Ecodétergent, Ecoproduit**	Idem, avec interdiction d'utilisation de matières végétales et animales provenant d'espèces menacées

Logos	Principaux labels*	Caractéristiques
NATURE & PROGRES	**Nature et Progrès**	Produits limitant la présence de substances dangereuses pour la santé et nocives pour l'environnement
PAR AFNOR CERTIFICATION NF ENVIRONNEMENT	**NF Environnement**	Idem et test sur l'efficacité des produits
www.sustainable-cleaning.com	**Nettoyage durable**	Produits limitant la présence de substances défavorables aux écosystèmes

Parmi les marques : Arbre vert®, Rainett®, Ecover®… De nombreuses marques de distributeur arborent aussi ces labels*.

Si, pour diverses raisons, vous ne pouvez vous procurer que des produits conventionnels, choisissez ceux concentrant le moins de substances détergentes, allergisantes et toxiques (sans parfum, sans colorants, sans conservateurs). Chez un même fabricant, il peut exister des produits contenant de nombreux composés indésirables et d'autres plus vertueux, d'où la nécessité de bien lire les étiquettes.

Soulignons que, concernant les produits ménagers conventionnels, la simple mention « parfum » peut cacher un important mélange de produits. Normalement, les plus allergisants (au nombre de 26) doivent être mentionnés, mais il en existe bien d'autres. Les réactions aux divers produits (colorants, conservateurs...) sont multiples, comme pour les cosmétiques. Ils peuvent être des perturbateurs endocriniens* modifiant le métabolisme, comme le triclosan*, les parabènes*, etc., ou provoquer des irritations et allergies (isothiazolinone).

Pour les meubles et les vitres

La poussière des meubles

Choisissez en priorité un chiffon en microfibres, utilisez-le à sec en le passant sur les meubles et les objets comme les lampes, les miroirs, les poignées de porte... Ce nettoyage à sec présente l'immense avantage de limiter, voire d'éviter, bien des substances suspectes, notamment celles à vaporiser (acide sulfamique, alcool éthoxylé...). Contrairement aux chiffons standards qui ne font que disperser la poussière, le microfibres l'emprisonne en aimantant les particules. Les chiffons de cette sorte peuvent également être utilisés pour nettoyer les différents écrans, de télévision et d'ordinateur.

L'alternative encore plus « écolo » est d'utiliser de vieilles chaussettes en lainage : vous y glissez la main pour dépoussiérer vos meubles.

Les vitres

Utilisez un autre chiffon en microfibres, pour enlever les poussières intérieures et extérieures et les éventuelles traces de doigt. Pour éclaircir les vitres, employez ensuite un chiffon imbibé de vinaigre blanc* dilué à 8 %, ce qui suffit largement. Pour parfaire le tout, passez un coup de chiffon propre et sec afin d'éviter toute trace. Une autre possibilité est d'utiliser un vaporisateur dans lequel vous aurez versé un tiers de vinaigre blanc et deux tiers d'eau, mélange qui vous servira plusieurs fois, toujours en nettoyant avec un chiffon à microfibres.

Pour les sols et les textiles

La moquette et les tapis

Vous n'avez pas nécessairement conscience de la multitude de traitements qu'ont subis en usine vos tapis et moquettes par un nombre considérable de produits chimiques, notamment ignifugeants, antitaches, etc. Lorsque ces revêtements sont neufs, ils diffusent largement ces substances dans votre intérieur. Selon la nature des tapis, on peut trouver des phtalates*, des retardateurs de flamme polybromés* (PBDE, PBB…), des pesticides antimites, des dérivés benzimidazoles, des nanoparticules…

Pour couronner le tout, les revêtements textiles comme les moquettes émettent non seulement des substances, mais en plus en absorbent ! Ainsi, les autres composés organiques volatiles (COV*) pouvant être présents dans la pièce (produits ménagers, émanation de peintures, colles, vernis, pesticides…) y sont emprisonnés, et ce, d'autant plus que le degré d'humidité de la pièce augmente ; ensuite, tous ces composés sont lâchés progressivement et de manière continue dans la pièce, augmentant ainsi son degré de pollution.

Le principe de base est de choisir les tissus les moins traités possible. Pour cela, questionnez votre vendeur. Autre solution : récupérez les vieux tapis de vos grands-parents en les nettoyant avec un peu d'eau savonneuse et/ou du bicarbonate*.

Soit vos tapis et moquettes sont suffisamment anciens et il est fort probable qu'il y ait peu d'émanations de COV (composés organiques volatiles) ; soit vous devez les changer et, dans ce cas, attendez la fin de votre grossesse et de votre allaitement. Au pire, après avoir choisi un nouveau revêtement, le moins émissif possible, ne le collez pas, mais utilisez des rubans adhésifs bifaces. Veillez à ne pas acheter de revêtement « antitaches » ou dotés d'autres propriétés « magiques », qui correspondent tout simplement à un ajout substantiel de produits chimiques tels que les alkylphénols*.

Au jour le jour, utilisez un simple aspirateur. Dans le cadre d'un grand ménage, saupoudrez à sec un peu de bicarbonate de soude* sur les taches qui auraient pu se former. Laissez agir environ 15 minutes, puis passez l'aspirateur. S'il s'agit de tapis et selon vos possibilités, vous pouvez les mettre à l'extérieur pour les aérer, soit sur une fenêtre, soit sur un balcon.

Le carrelage et le parquet vitrifié

Le carrelage est certainement le revêtement de sol le plus recommandable. Procédez à un balayage avec une serpillière à microfibres humide. Vous pouvez ensuite utiliser du savon noir, généralement la valeur d'un demi-bouchon doseur pour un seau d'eau. Dans l'eau de rinçage, versez le jus d'un demi-citron afin de parfumer naturellement votre sol.

Les rideaux

Lorsqu'un nettoyage paraît nécessaire, faites décrocher les rideaux par votre mari ou votre compagnon afin d'éviter tout risque de chute. Lavez-les (pour ceux en voile, en machine avec du savon de Marseille en paillettes ou liquide). Remettez-les en place quand ils sont encore légèrement humides afin de ne pas avoir à les repasser.

Les coussins

S'ils ne sont pas trop fragiles, procédez comme pour les tapis, en saupoudrant un peu de bicarbonate de soude sur les taches, puis en aspirant légèrement. En cas de tache particulièrement grasse, utilisez plutôt de la terre de Sommières et laissez agir avant de brosser.

DÉSODORISANTS, PARFUMS D'AMBIANCE, PLANTES DÉPOLLUANTES

Les produits les plus adaptés pour désodoriser

Ne vous laissez pas piéger par des informations tronquées avec les mentions de type « naturel » sous prétexte de quantités infimes d'huiles essentielles dans le produit. Quelques gouttes d'huiles essentielles associées à un mélange de substances chimiques n'en font pas un produit naturel !

Soyez particulièrement vigilante concernant les bougies parfumées et les encens, dont 95 % sont de synthèse. Ils dégradent fortement l'air intérieur. Les bougies émettent des microparticules et du formaldéhyde*, et certaines mèches diffusent même du plomb*. Les encens sont des sources d'exposition aux hydrocarbures comme le benzène et l'éthylbenzène. Selon l'Institut national de l'environnement industriel et des risques (Ineris), « les encens sont beaucoup plus émissifs que les bougies, et leur utilisation semble présenter des risques, même dans le cas d'un usage mensuel. L'utilisation d'encens pourrait présenter des risques aigus, chroniques et cancérogènes. » Abstenez-vous tout simplement de les utiliser.

Aucun spray ni stick aux formules « savantes » et incompréhensibles ne trouve grâce à nos yeux.

Les alternatives sont simples et faciles à mettre en place, en commençant par une bonne aération.

Les produits désodorisants

Les méthodes les moins toxiques consistent à utiliser :

- un mélange de plantes odorantes appelé aussi « pot pourri » : bois de cèdre non traité, fleurs de lavande, thym citronné, zeste d'agrumes séchés, étoile de badiane, menthe, clou de girofle… Ce mélange doit être renouvelé de temps en temps ;
- quelques gouttes d'huile essentielle de citron, voire d'eucalyptus citronné (en l'absence de réactions allergiques et d'asthme). Classiquement, on propose d'utiliser un diffuseur, mais cela n'est pas adapté à votre situation ; nous vous conseillons d'imbiber un galet de pierre, 2 à 3 gouttes suffisent généralement. Toutes les huiles essentielles ne sont pas à utiliser à cette période de la vie, mais rares sont les réactions au citron. À défaut d'huiles essentielles, des zestes de citron ou d'agrume bio disposés dans une coupelle feront l'affaire ;
- les petits sachets, comme « du temps des grands-mères », à base de lavande, thym, cade… sont utiles dans vos armoires tant pour leurs vertus aromatiques que pour les assainir.

Les plantes dépolluantes

Concernant les plantes dites « dépolluantes », l'azalée a la réputation de neutraliser l'ammoniaque présent dans les produits de ménage traditionnels ; le chrysanthème, le trichloréthylène des peintures et solvants* conventionnels ; le ficus, le formaldéhyde* ; le chlorophytum, le monoxyde de carbone et le formaldéhyde ; le lierre, le benzène. En réalité, aucune étude scientifique sérieuse n'a pu confirmer ces dires ; par ailleurs, certaines espèces d'azalée et de lierre peuvent être toxiques en cas d'ingestion, ainsi que le ficus, à un moindre degré.

En fait, toutes les plantes absorbent une partie des composés présents dans l'environnement, cela est vrai pour l'intérieur des maisons, mais également à l'extérieur (en ville, on a pu analyser que la présence d'arbres en grand nombre limitait les polluants en les absorbant). Toutes les plantes sont donc peu ou prou « dépolluantes », néanmoins il faut faire attention dans son intérieur à ne pas en avoir de toxiques, ainsi qu'à ne pas utiliser de pesticides ni d'engrais de façon inappropriée. Par ailleurs, par la suite, il est indispensable de faire attention que les plantes ne se trouvent pas à la portée du bébé, qui pourrait être tenté de les mâchouiller. Notre conseil est donc de disposer quelques plantes non toxiques en hauteur, à proximité des ordinateurs et autres sources d'émission d'ondes et potentiellement de composés chimiques, puis de se contenter d'un simple arrosage en vérifiant bien qu'elles n'ont pas été surtraitées en magasin. La meilleure façon de dépolluer son intérieur reste de toute façon l'aération.

FAIRE FUIR LES INSECTES INDÉSIRABLES

Il est tout à fait possible d'éloigner naturellement de nombreuses petites bêtes indésirables, sans avoir recours aux pesticides d'intérieur.

Choisir les produits les plus adaptés

On constate souvent une utilisation abusive des pesticides d'intérieur à visée domestique contre les fourmis, les moustiques, les mites, les guêpes… Il en va de même pour le traitement des plantes d'intérieur, de l'humidité, des moisissures… La multiplication des traitements est devenue préoccupante, particulièrement pour les femmes enceintes. Déjà, il y a plus de dix ans, une étude[28] montrait que, dans 45 % des cas, sur huit pesticides mesurés dans l'air intérieur, sept se retrouvaient dans le sang maternel et le cordon ombilical. Ces pesticides sont identifiés comme néfastes pour le développement psychomoteur de l'enfant, et des études expérimentales[29] ont montré que certains d'entre eux pouvaient entraîner des atteintes neurologiques et des troubles de la reproduction. Les services de communication des industriels indiquent que les insecticides ayant tendance à être utilisés de nos jours sont de la classe des pyréthrinoïdes*, ressemblant à des produits présents dans la nature, mais, en réalité, ils sont différents et beaucoup plus rémanents. De plus, l'ajout de Piperonyl butoxyde* (PBO) pour augmenter leur efficacité majore la toxicité.

Certains produits appelés « répulsifs » ont pour but de repousser les insectes, et non de les tuer, contrairement aux pesticides. Vous les trouvez notamment sous forme de serpentins qui se consument lorsqu'on les allume, de sprays à vaporiser ou de substances à glisser dans des diffuseurs électriques. Un seul produit a été retenu par la Haute Autorité de Santé, il s'agit de l'IR 3535. Si vous n'êtes pas spécialiste en chimie, abstenez-vous tout simplement d'utiliser ces substances.

Il existe plusieurs options naturelles pour vous débarrasser des insectes indésirables. Un produit, entre autres, peut vous rendre des services inestimables : la terre de diatomée. On en trouve facilement dans les magasins de bricolage. Il s'agit de microalgues fossilisées riches en silicium et agissant comme insecticide. Il suffit de saupoudrer les endroits où les insectes et autres micro-animaux ont tendance à passer, sans oublier l'arrière des armoires, les coins cachés...

Les produits anti-insectes et anti-acariens

En fonction de la spécificité des insectes dont vous voulez vous débarrasser, vous pouvez utiliser différents produits naturels.

Bestioles concernées	**Solutions au naturel (nos recommandations)**
Fourmis, araignées, punaises	Terre de diatomée
Moustiques	Les moustiquaires pour éviter les piqûres ; la citronnelle, le pélargonium et le basilic peuvent également rendre service
Mites	Sachets de lavande
Cafards, blattes	Pièges prêts à l'emploi, ou à confectionner soi-même (boîtes au fond desquelles peuvent être déposées de la fécule de maïs et de l'eau)
Poux	Friction du cuir chevelu à l'huile Quelques gouttes d'huile essentielle de lavande diluées dans de l'huile de noisette
Puces, tiques des animaux	Lavages soigneux et répétés

Les recommandations concernant les nuisibles de votre intérieur sont bien sûr à mettre en application pour tout ce qui concerne le jardinage. Vous pouvez jardiner, si vous le souhaitez, mais de façon douce, avec des gants pour éviter les souillures de la terre, et surtout sans utiliser de produits à base de pesticides chimiques. Dans les livres de jardinage bio, on trouve de nombreuses méthodes naturelles pour lutter contre les insectes indésirables.

Le potentiel toxique, notamment sur le plan neurologique, est beaucoup plus sévère lorsque les lésions ont eu lieu pendant la vie utérine. Insistons sur le fait que les normes concernant la toxicité de ces produits sont non seulement souvent obsolètes et non homogénéisées entre les pays, mais, en plus, certains produits peuvent provoquer une toxicité pour votre fœtus à des concentrations beaucoup plus basses que celles couramment admises.

LA CHEMINÉE ET LA COMBUSTION DU BOIS

Les problèmes des produits de combustion

Rien de plus sympathique qu'un beau feu de bois dans une cheminée ! Et pourtant, là aussi, pour la femme enceinte et le jeune enfant, il convient de prendre un certain nombre de précautions. Pourquoi ? Deux raisons essentielles. La première est liée au dégagement par la fumée de microparticules de diamètre compris entre 2,5 et 10 µm (micromètres) qui restent en suspension dans la pièce. Fatalement, vous les inhalez et elles se logent ensuite dans vos poumons, pouvant provoquer des irritations des voies respiratoires. La deuxième raison est liée au fait que les bois de chauffage peuvent avoir été traités et émettre un grand nombre de substances, dont de la dioxine* potentiellement cancérogène. À une époque, on a même proposé comme bois, ou charbon de bois, pour les cheminées et barbecues (et également comme poteaux de jardin), des traverses de chemin de fer usagées qui avaient été traitées avec une substance particulièrement toxique, la créosote*. Sa vertu était d'éviter que le bois ne pourrisse. La réglementation interdit désormais l'usage de ce type de bois de récupération sans traitement préalable.

Pendant toute la période de grossesse et de développement de votre nourrisson, une grande prudence doit être de mise à l'égard du bois de chauffage non issu de votre jardin et traité. Même si cela peut vous surprendre, il est déconseillé de brûler du bois dans les cheminées (émissions de monoxyde de carbone et de dioxine*), sauf si le foyer est fermé par l'installation d'un insert (sorte de poêle vitré que l'on « insère » dans la cheminée).

Recommandations sur l'usage des cheminées

La règle est donc de ne pas utiliser de cheminées à bois à foyer ouvert pendant la grossesse et le jeune âge de l'enfant.

Pour les foyers fermés, choisissez des bois de chauffage labélisés recommandés par l'ADEME (Agence de l'environnement et de la maîtrise de l'énergie).

Logo	Labels*
	NF (Normes françaises) bois de chauffage
	NF granulés biocombustibles
(pas de logo)	**NF granulés biocombustibles Agro Haute Performance**
	Din Plus

Si, comme c'est souvent le cas en milieu rural, vous achetez à des marchands locaux, veillez à ce que le bois n'ait pas été traité.

Concernant les autres modes de chauffage des habitations, notamment au gaz, la réglementation impose des vérifications et entretiens annuels. Rappelons qu'il existe toujours, mais heureusement de façon de plus en plus rare, des intoxications au monoxyde de carbone liées à des appareils de chauffage défectueux et non entretenus au gaz et fioul.

CHAMBRE DES PARENTS

Textiles, literie, entretien

Dans la chambre des parents

1. **Vêtements :** en raison de la facilité de passage des substances suspectes entre le vêtement et la peau (notamment en cas de sudation), il est important de choisir des textiles issus de l'agriculture biologique, avec forte limitation de l'utilisation des procédés chimiques. Les labels sont là pour vous orienter.
2. **Sous-vêtements :** portés en contact direct avec la peau, ils doivent être l'objet de toute votre vigilance. Choisissez de préférence les systèmes de contrôle certifiant que les substances utilisées sont réglementaires, bio de préférence.
3. **Literie :** choisissez un matelas « 100 % latex naturel issu de l'agriculture biologique », le moins traité et le plus sain.
4. **Textile de literie :** comme pour tous les textiles en contact avec la peau, il est préférable de choisir ceux arborant un label certifiant que des contrôles sérieux ont été réalisés.

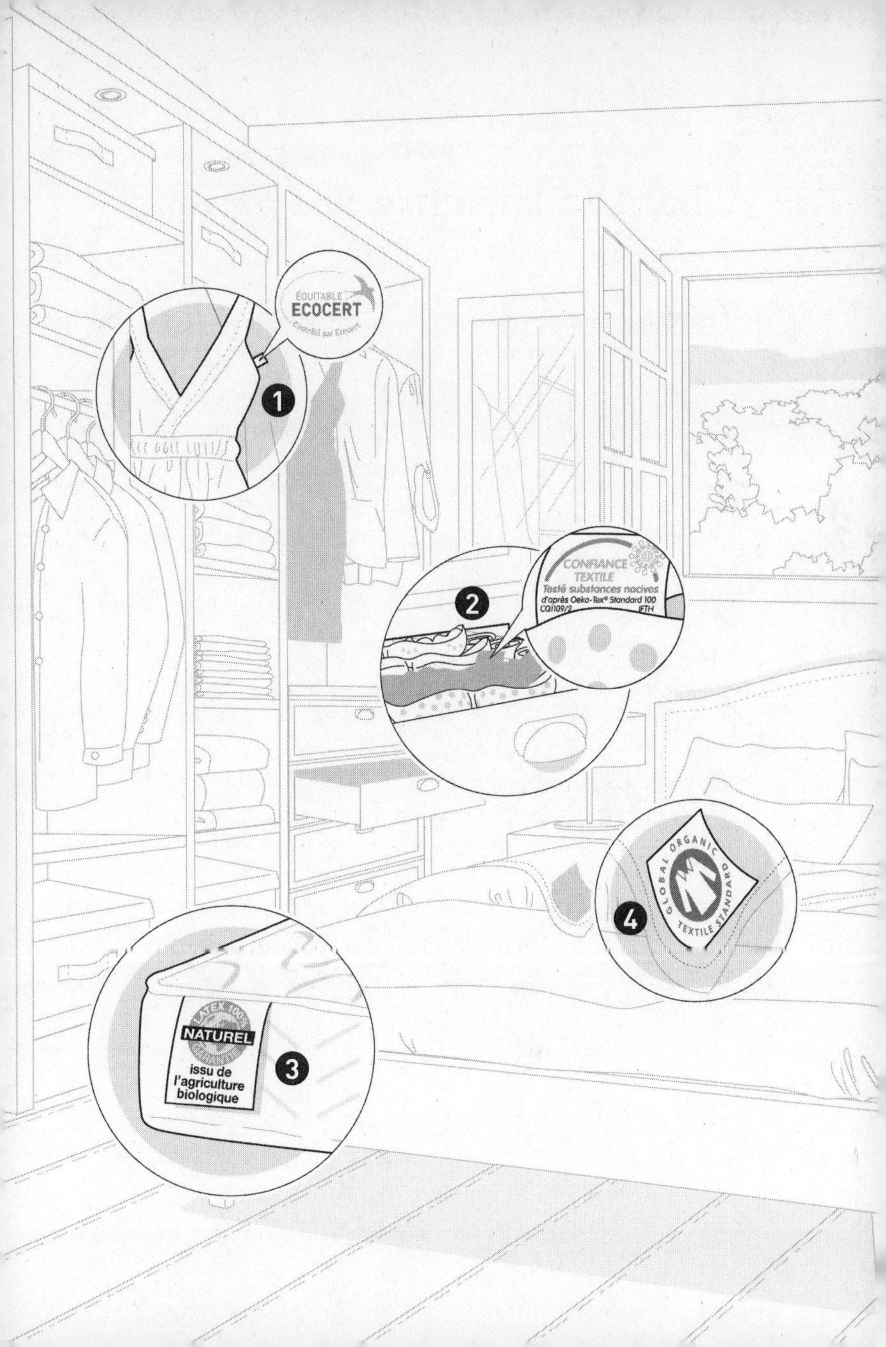
ÉQUITABLE
ECOCERT
Contrôlé par Ecocert
1
CONFIANCE
TEXTILE
Testé substances nocives
d'après Oeko-Tex® Standard 100
CQ1109/2 IFTH
2
LATEX 100 %
NATUREL
GARANTIE
issu de
l'agriculture
biologique
3
GLOBAL ORGANIC
TEXTILE STANDARD
4

VÊTEMENTS

Les produits chimiques présents dans les textiles, et notamment les vêtements, sont une vraie source de préoccupation pour les scientifiques et les médecins, en raison des émanations de substances toxiques qu'ils dégagent. Des précautions s'imposent, même si vous n'en aviez pas conscience.

Un état des lieux peu rassurant

On estime qu'environ 1 kg de produits chimiques est nécessaire pour la confection de 1 kg de vêtements. Ainsi, de façon hallucinante, 2 400 substances différentes sont utilisées dans le secteur de l'industrie textile. Pour l'Agence suédoise des produits chimiques – selon un avis émis en 2014 –, 10 % de ces substances, soit 240, se révèlent préoccupantes pour la santé humaine, et plus particulièrement pour les enfants, plus vulnérables. Quant aux conséquences sur l'environnement et sur les personnes confectionnant ces textiles, elles sont dramatiques ; cependant, nous n'aborderons pas cet aspect dans cet ouvrage. En outre, tous ces composés chimiques et auxiliaires de fabrication déversés dans l'environnement polluent les sols et les rivières et finissent fatalement par s'introduire dans la chaîne alimentaire, ce qui, en termes de santé, est loin d'être anodin.

Concernant l'impact direct des substances chimiques contenues dans les vêtements que l'on porte, la peau n'étant pas une barrière étanche entre le corps et le milieu extérieur, mais un lieu d'échanges, une partie passe dans l'organisme et particulièrement en cas de sudation. Surout dans le cas des sous-vêtements. Pour les bébés, c'est pire, leur peau immature se comporte comme un buvard. Il est donc impératif de bien choisir leurs vêtements, pyjamas et bodys (cf p. 214).

Schématiquement, on distingue les vêtements à base de fibres initialement naturelles et ceux à base de fibres synthétiques. Les premières sont soit d'origine animale (laine, soie, cachemire), soit d'origine végétale (coton, lin, chanvre)… Les fibres synthétiques, essentiellement représentées par l'acrylique, le polyamide, l'élasthanne et le polyester, sont issues de l'industrie pétrochimique. Beaucoup s'imaginent que, si les vêtements sont en fibres naturelles, tout est pour le mieux. C'est une erreur : le coton, par exemple, reçoit de nombreux traitements (colorants, apprêts divers…) et se trouve au final être bien peu « naturel » et fort éloigné du produit originel.

Pour les chaussures, différents biocides sont employés, notamment contre les moisissures, sans que l'on en connaisse toujours la nature, car elles sont souvent confectionnées dans des pays à la réglementation laxiste et peu informative. Quant au chrome hexavalent utilisé pour assouplir les cuirs, il peut provoquer des irritations et allergies (normalement, depuis mai 2015, il ne peut plus y avoir d'articles sur le marché en contenant plus de 3 mg/kg).

Pourquoi y a-t-il tant de substances chimiques dans les textiles actuels ?

Les colorants modifient et personnalisent les tissus. Tous ne sont pas identiques en termes d'impacts sur la santé, mais certains sont considérés comme des perturbateurs endocriniens*, d'autres libèrent des amines suspectées d'être cancérogènes. Parmi les plus problématiques figurent les colorants azoïques.

Les impressions doivent résister aux lavages. Pour cela, on utilise des agents fixateurs tels que la mélamine formaldéhyde*, un composé considéré par certains toxicologues comme douteux.

Des préparations chimiques assurent le lavage des fibres primaires afin d'enlever les impuretés, puis les fibres sont graissées pour permettre un tissage industriel rapide. Ensuite, il est nécessaire de dégraisser l'ensemble avec d'autres solvants* chimiques…

Les apprêts donnent aux tissus des propriétés antistatiques et antitaches nécessitant l'usage d'un nombre considérable d'agents chimiques. Certains sont peu recommandables, comme différents alkylphénols* (parmi eux, les octylphénols et nonylphénols – NPE*), agents détergents, émulsifiants*... Attardons-nous un instant sur ces composés : l'utilisation de l'éthoxylate de nonylphénol est interdite depuis quelque temps pour les textiles fabriqués en Europe en raison de la pollution engendrée, mais elle est autorisée pour les textiles d'importation. Non seulement les dirigeants occidentaux, en toute hypocrisie, ne se soucient pas, ou insuffisamment, des dégâts engendrés sur la planète qui se produisent dans des pays « en voie de développement » comme le Bangladesh, mais, en plus, ils ne tiennent pas compte du fait que ces substances se décomposent au lavage. Enfin, tous ces produits ne peuvent que rejoindre la chaîne alimentaire sous forme résiduelle. Il s'agit de toxiques avérés pour les organes sexuels. L'interdiction d'importer des vêtements imprégnés de ces substances n'a été votée qu'en juillet 2015 pour ne s'appliquer que dans cinq ans !

Parmi les autres substances pouvant générer des troubles, citons la perméthrine* (pyréthrinoïde de synthèse) représentant 90 % du marché des pesticides, certains phtalates*, des polybromés* retardateurs de flamme*, du silicone*, des substances imperméabilisantes à base de composés perfluorés* – soit un nombre considérable de composés, dont un grand nombre de perturbateurs endocriniens*. S'ajoute la présence possible de nanoparticules (notamment d'argent, comme antiodeur et antibactérien) pouvant pénétrer dans les cellules de l'organisme – y compris celles de l'embryon –, or elle est rarement clairement indiquée. Les mentions sur l'étiquette du type « ions d'argent » et « nano silver » doivent vous alerter.

Les propriétés actuelles des tissus :

- antitaches,
- antistatique,
- anti-odeurs,
- antirétrécissement,
- antifroissement (limitant le repassage),
- imperméabilisés,
- antifeu (retardateurs de flamme*),
- antibactériens,
- antimoisissures,
- anti-insectes (mites), acariens,
- anti-oxydants,
- assouplissants...

ne sont possibles que par l'usage d'un cocktail d'agents chimiques, dont beaucoup sont des toxiques avérés pour la santé et l'environnement.

Pour couronner le tout, la réglementation n'impose pas aux fabricants de dévoiler les procédés d'élaboration des différents tissus. Des doutes existent également quant à la conformité des émanations de certains composés textiles que vous respirez obligatoirement si vous les portez. Quant aux dockers recevant les containers de textiles neufs provenant d'Asie, ils doivent s'équiper de masques à gaz en les ouvrant à cause de gaz de fumigation[30]. Tout cela est particulièrement préoccupant, d'autant plus pour les femmes enceintes et les jeunes enfants.

Les meilleurs choix

Heureusement, il existe des fabricants de vêtements garantissant un usage limité des substances les plus problématiques. Mais, sans un minimum de connaissances, ils ne sont pas aisément repérables. Pour vous aider à vous orienter, choisissez les marques portant les labels* suivants.

Logos	Principaux labels*	Caractéristiques
	EU Ecolabel, Ecolabel européen	Textiles issus de procédés respectueux de l'environnement, certifiés par l'AFNOR
	Gots	Textiles issus de l'agriculture biologique ou biodynamique, avec réduction de l'utilisation de substances chimiques pour le traitement

Logos	Principaux labels*	Caractéristiques
ÉQUITABLE ECOCERT Contrôlé par Ecocert	**Ecocert Équitable**	Textiles issus de l'agriculture biologique, avec forte limitation de l'utilisation des procédés chimiques
BIO PARTENAIRE L'ASSOCIATION DES MARQUES BIO ÉQUITABLE ET BIO SOLIDAIRE	**Bio Partenaire**	Coton issu de l'agriculture biologique ou biodynamique, et du commerce équitable

Oeko-tex® Standard 100 et 1000 correspond à un système de contrôle et de certification pour les produits textiles visant à vérifier que les substances utilisées sont réglementaires et que des produits chimiques notoirement suspects, même non encore réglementés par la loi mais susceptibles de nuire à la santé, ne sont pas présents. De nombreuses classes de textiles peuvent avoir cette certification et notamment les sous-vêtements, différents articles pour les bébés et les enfants, les textiles couvrant comme les vestes et les manteaux et les tissus d'ameublement. Nous vous incitons vivement à choisir les marques ayant cette certification, ou celle de l'AFNOR, notamment pour les sous-vêtements en contact direct avec la peau.

Logos	Autres labels*	Caractéristiques
demeter Agriculture Bio-Dynamique DEMETER	**Demeter**	Proche des labels précédents, textiles issus de l'agriculture biologique ou biodynamique, souci des pratiques agricoles, recherche de limitation de l'impact sur l'environnement

Logos	Autres labels*	Caractéristiques
	BioRe	Issu de l'agriculture biologique
	Naturtextil	Label créé pour garantir la production de textiles naturels de qualité en respectant les critères écologiques. Deux variantes existent : IVN-certified (95 % des fibres d'origine biologique ou en période de conversion) et IVN-certified BEST (100 % des fibres textiles certifiées d'origine biologique)

Si vous ne parvenez pas à trouver de vêtements avec ce type de label, demandez au vendeur les produits les moins traités, ou commandez-en par le biais de sites Internet fiables.

De façon générale, les vêtements à couleurs claires contiennent moins de colorants suspects.

L'entretien

Avant tout usage, il est conseillé de laver deux fois les vêtements neufs pour éliminer certains composants chimiques, ou en réduire la concentration. Évitez les nettoyages à sec en pressing, bien que leur qualité s'améliore. Il existe de plus en plus de pressings n'utilisant pas de perchloroéthylène*, un solvant* hautement toxique ; aucune nouvelle installation n'est autorisée à l'utiliser et celles risquant de contaminer le voisinage doivent fermer. Pour les lessives (cf le chapitre « Buanderie », p. 221 choisissez celles sans parfum. Quant aux assouplissants, optez pour le vinaigre blanc* qui constitue une excellente alternative, amplement suffisante et peu onéreuse.

LITERIE

Beaucoup de personnes ignorent que la literie, les draps, les housses ou les matelas peuvent poser problème en termes de toxicité. Or, tous sont souvent fortement imprégnés de produits chimiques que vous respirez sans en avoir conscience. Des précautions s'imposent dans vos choix, d'autant plus que vous passez environ un tiers de votre vie au lit.

Linges de lit (draps, housses, taies)

Tout ce que nous avons décrit pour les vêtements, en termes de fabrication et d'ajouts chimiques, s'applique également aux draps, housses, taies... Leurs composés vous contaminent à la fois par contact direct avec la peau et par inhalation, l'ensemble passant pour partie dans le sang. Pour les oreillers, c'est encore pire, on y sue plus et l'on inhale encore plus directement des produits douteux.

Les meilleurs choix

Les labels* à choisir pour les textiles de maison sont ceux que nous avons précédemment présentés pour les vêtements : EU Ecolabel, Ecolabel européen, GOTS, Ecocert Équitable, Bio Partenaire... Organisme certificateur : Oeko-Tex, notamment.

Parmi les marques : Eco-sapiens®, La maison nature®, Noctéa®, Matelas-bio-latex®, Plusdecoton®…

Entretien des textiles de literie

Comme pour tous les textiles en contact avec la peau, lavez et rincez-les bien deux fois avant utilisation. Concernant les lessives, voir le chapitre « Buanderie », p. 221

Matelas et oreillers

Les matelas : prudence !

Les matelas et leurs enrobages renferment souvent un véritable arsenal de composés chimiques, car, outre ceux communs aux divers textiles, des produits anti-acariens, anti-insectes (mites…) et anti-infectieux contre des souillures possibles peuvent être présents. On peut trouver notamment des nanoparticules, en particulier d'argent, sans que cela soit clairement mentionné ou compréhensible.

La tendance générale est de ne s'intéresser aux matelas que pour ce qui concerne la composante « couchage », c'est-à-dire les aspects fermeté et qualité de soutien de la colonne vertébrale. En revanche, l'aspect toxicité est négligé, bien qu'il soit tout aussi fondamental, voire plus. Les allergies, de plus en plus nombreuses, peuvent notamment avoir pour origine la literie ! D'autres troubles ou pathologies peuvent également être engendrés par l'inhalation de perturbateurs endocriniens* pendant de longues heures, d'où la nécessité de vous poser la question de savoir si votre matelas est adapté à votre situation actuelle.

Comment sont composés les matelas ? Ils sont soit à ressorts, soit en mousse, soit en latex avec des enrobages variés. Ceux à ressorts assurent un bon degré de fermeté et résistent bien dans le temps, ils sont de plus en plus garnis avec de la mousse. Ceux constitués uniquement de mousse sont les moins onéreux, le plus souvent en polyurétane, de densité et de qualité variables, généralement concentrés en composés volatiles divers issus de la pétrochimie. Ceux en latex peuvent avoir deux origines, soit synthétique (issue de la polymérisation de divers composés), soit naturelle (issue de l'arbre hévéa). Tous peuvent être traités chimiquement, notamment les composants qui les entourent, mais nettement moins pour la dernière catégorie : les « 100 % » latex. En réalité, ils ne le sont pas complètement, mais ont droit à cette appellation si le latex compte pour au moins 85 % des composants.

De façon plus marginale, il existe aussi des matelas en laine ou en coton.

Les meilleurs choix

Insistons sur le fait que la grossesse est le moment idéal pour envisager de changer de matelas en fonction du modèle que vous avez déjà. La priorité est qu'il soit sain tout en vous assurant, bien entendu, un confort maximal.

Les matelas en mousse de polyuréthane émettent généralement, à des degrés variables, des COV*, et, parmi eux, des hydrocarbures benzéniques, des retardateurs de flamme* bromés, voire des biocides* (pesticides) annoncés à grand renfort de « bénéficie d'un traitement… » Nous vous les déconseillons, en sachant que les plus anciens émettent nettement moins de COV.

Pour les matelas à ressorts, demandez à votre vendeur si la garniture est en mousse, auquel cas on revient à la catégorie précédente sur le plan toxicologique.

Notre choix de principe s'oriente vers les matelas en latex, mais pas n'importe lesquels. Le « 100 % latex » est d'origine synthétique, le « 100 % latex naturel » ou « 100 % latex d'origine naturelle » est d'origine végétale, mais en partie traité. Votre préférence doit aller vers les **« 100 % latex naturel issu de l'agriculture biologique »**, les moins traités et les plus sains.

Parmi les marques, citons : Matelas-bio-latex® et Biosense® (latex naturel)…

Idéalement, il faudrait choisir un matelas sans produits chimiques ajoutés. Malheureusement, il est difficile d'échapper à ceux ignifugés.

La mention « anti-acariens » est ambiguë : elle ne distingue pas les matelas avec produits ajoutés et ceux qui, par leur texture, empêchent naturellement que ne s'y logent les minuscules araignées que sont les acariens. Pour ceux en latex 100 % naturel, la texture en elle-même les éloigne, cependant ils peuvent être eux aussi partiellement traités par précaution et pour préserver l'enrobage. Interrogez votre vendeur de matelas ou le site. Une fois de plus, ne vous laissez pas piéger par la simple mention « naturel » apposée sur certains textiles et articles de literie, qui ne constitue en aucun cas un label* et ne prémunit en rien contre un traitement intensif.

Les oreillers

Marques d'oreillers bio : Mille oreillers®, Noctéa® oreillers…

Modèles d'oreillers bio : oreillers morphologiques latex 100 % naturel bio, commercialisés notamment par Biosens®, oreiller en balle d'épeautre bio, ou en balles de petit épeautre et coton bio.

Passez vos commandes chez votre marchand de literie ou, à défaut, sur des sites Internet fiables, choisissez attentivement et, à défaut, gardez votre matelas s'il est ancien, donc peu émissif de composés.

MÉNAGE PRÉCAUTIONNEUX

Les produits d'entretien

Ils se rapprochent de ceux du séjour (cf p. 162).

Les six règles d'entretien

• Votre chambre doit être aérée tous les jours, et nettoyée sans produits chimiques.

• Pour les revêtements de sol (carrelage, parquet et autres), procédez avant tout à un balayage avec une serpillière ou un chiffon en microfibres humidifié. Afin de nettoyer le sol plus efficacement, vous pouvez diluer du savon noir, généralement un demi-bouchon doseur pour un seau d'eau tiède (10 l). Ensuite, versez dans l'eau de rinçage le jus d'un demi-citron, si vous appréciez cette odeur.

• Pour la poussière des différents meubles et des montants de lit, utilisez également un chiffon en microfibres, et faites un nettoyage à sec. De temps en temps, vous pouvez nettoyer avec un peu d'eau savonneuse. Fuyez les produits à vaporiser industriels, car les gouttelettes inhalées pénètrent profondément dans les bronches et bronchioles.

• Pour les vitres, utilisez un autre chiffon en microfibres, afin d'enlever les poussières intérieures et extérieures (cf également p. 168).

• Pour les rideaux, même opération que pour le séjour (cf p. 170), mais, généralement, on les lave moins souvent.

• Pour les tapis, s'ils sont en matière synthétique et neufs, roulez-les et entreposez-les à l'extérieur, ils risquent en effet dc contenir des phtalates* dont il faut particulièrement se méfier pendant la grossesse. Pour les moquettes, si elles sont suffisamment anciennes, il est fort probable qu'il y ait peu d'émanations. Pour les nettoyer, procédez comme indiqué p. 169.

CHAMBRE DU BÉBÉ

Peintures, travaux de bricolage, meubles, jouets

Dans la chambre du bébé

1. **Peintures murales :** certaines émettent des produits toxiques ; choisissez donc attentivement et privilégiez celles affichant le logo A+, qui correspond aux produits les moins émissifs de solvants. Plusieurs labels sont là pour vous guider.

2. **Vêtements :** la première règle est de les laver deux fois avant de les faire porter à votre enfant. Choisissez en priorité les cotons issus de l'agriculture biologique et avec labels.

3. **Ameublement :** il faut privilégier les meubles en bois massif brut, si possible non vernis, non traités de façon conventionnelle.

4. **Jouets :** il est préférable de vous en tenir aux peluches en coton bio et de les laver avant de les placer dans la chambre du bébé. Attention, les peluches à longs poils peuvent contenir plus de substances antifeu (retardateurs de flamme* polybromés*).

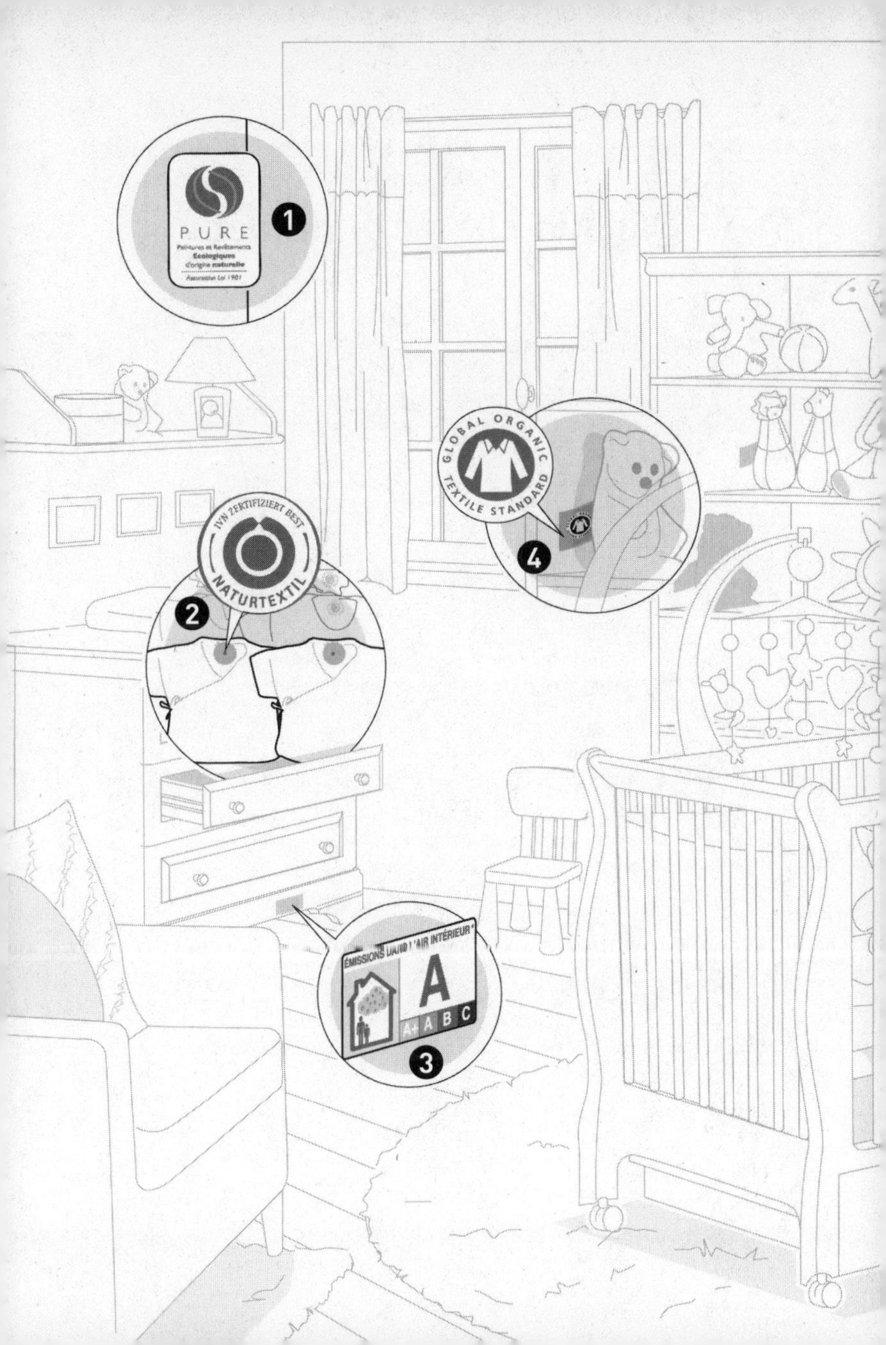

PURE
Peintures et Revêtements
Écologiques
d'origine naturelle
Association Loi 1901
1
IVN ZERTIFIZIERT BEST
NATURTEXTIL
2
ÉMISSIONS
'AIR INTÉRIEUR*
A
A+ A B C
3
GLOBAL ORGANIC
TEXTILE STANDARD
4

Votre bébé va rester plus de 85 % de son temps en intérieur (dans vos bras, certes, mais dans différentes pièces – cuisine, salle à manger, chambre...). Cette dernière doit être saine, vous en avez conscience et cherchez naturellement à ce qu'elle soit la plus propre et attractive possible : vous comptez commander des meubles neufs, refaire la peinture, voire changer la moquette, vous vous préparez à tout astiquer... Pourtant, vous ne soupçonnez pas que, de cette façon, vous pouvez y introduire involontairement un grand nombre de composés chimiques et la « polluer » plus ou moins intensément. Voici des clés pour éviter, ou réduire significativement, toutes ces sources de pollution et préparer un accueil sain à votre nouveau-né.

PEINTURE ET AUTRES TRAVAUX DE BRICOLAGE

À laisser au papa

Pour que votre bébé ait une belle chambre, vous souhaitez probablement peindre la pièce qui lui est destinée. Comme vous êtes en congé maternité, vous avez un peu de temps devant vous, aussi vous dites-vous probablement que vous pourriez le faire. Surtout pas ! Laissez cela au papa, car vous ne devez ni respirer les solvants* des peintures, ni risquer de chuter d'un escabeau.

Nombreuses sont les futures mamans qui attendent le dernier moment pour (faire) repeindre la chambre. Or, comme pour tous les travaux de bricolage, il est indispensable que cela soit réalisé plusieurs mois avant la naissance. En effet, il est nécessaire d'aérer la chambre du bébé suffisamment longtemps afin de réduire le risque de présence de contaminants volatiles issus du séchage des peintures et des colles...

Critères de choix

Lors de l'achat de votre **peinture**, vos principaux critères de choix sont généralement la couleur et le prix. Cependant, en termes de toxicité, toutes les peintures ne sont pas identiques ; certaines émettent plus que d'autres du formaldéhyde*, du toluène, du tétrachloroéthylène... Vous devez lire les étiquettes et ne choisir que les peintures affichant le logo A+, qui correspond aux produits les moins émissifs. Si les peintures à l'huile contiennent environ 55 % de solvants* organiques, les peintures à l'eau ne sont pas toutes inoffensives. Certaines peuvent aussi contenir des solvants, notamment des éthers de glycol*, à des concentrations variables.

Plus largement, tous les produits de bricolage que vous souhaitez employer doivent comporter certaines caractéristiques que vous trouverez mentionnées sur l'étiquette.

Logos	Principaux labels* et indications	Caractéristiques
	A+	Les produits de bricolage sont notés en fonction de leur degré d'émission de composés organiques volatiles (COV*). Cela va de A+ (très faibles émissions) à C (fortes émissions)
	EU Ecolabel, Ecolabel européen	Incidence limitée sur l'environnement et la santé, certaines substances comme les « métaux lourds » en sont absents
	NF (Norme française) Environnement	Garantit une émission réglementée de COV*
	Natureplus	Certainement un des labels les plus fiables pour les matériaux de bricolage et de construction, car les protocoles sont rigoureux, limitant l'impact sur la santé et l'environnement

Logos	Principaux labels* et indications	Caractéristiques
	GUT (pour les moquettes)	Meilleur respect de l'environnement et du cycle de vie de la moquette
	EMICODE EC1 PLUS (pour les colles, vernis, joints d'étanchéité et ragréage)	Garantit l'absence d'émissions de substances cancérogènes
	Pure (pour les peintures)	Référentiel Ecocert des peintures et des revêtements écologiques d'origine naturelle

Autres mentions pour les peintures	Caractéristiques
Peintures minérales aux silicates	Elles émettent très peu de composés organiques volatiles et sont agréables au toucher
Peintures sans solvants*	À base de différentes résines contrôlées. Privilégiez les naturelles

Chaux*	Le calcaire chauffé à haute température perd le carbone. Chaux hydraulique calcaire avec de l'argile (norme NHL), chaux aérienne, calcaire pur (norme CL 90). À utiliser lorsque cela est possible, il en existe également des colorées

Concernant les **papiers peints**, de nombreux additifs peuvent également être ajoutés lors de leur fabrication. Beaucoup contiennent divers composés dont, par exemple, du vinyle expansé avec une concentration variable en phtalates* servant de plastifiant au PVC*. Les encres utilisées peuvent aussi poser des problèmes en raison des émissions de diverses substances volatiles, dont du formaldéhyde*. Si vous pensez ne pas pouvoir faire autrement que de poser du papier peint, renseignez-vous bien auprès du vendeur, utilisez une colle et des papiers peints adéquats, en fonction des critères que nous avons définis (A+) ; mais cela ne vous exonère pas d'aérer suffisamment la chambre.

Pour le **sol** de la chambre du bébé, l'idéal est le carrelage ou le parquet non vitrifié. Si cela n'est pas le cas, soyez très vigilante sur le choix de la moquette (cf p. 169) ou autre type de revêtement. Dans le cas où vous viendriez d'acheter un revêtement, ne le collez pas, mais utilisez des adhésifs bifaces. Faites de même avec les parquets, notamment les « flottants » : renseignez-vous auprès des vendeurs, et, en tout état de cause, n'utilisez pas de vernis. La vitrification des parquets séchant rapidement, même ceux sans odeur peuvent dégager des éthers de glycol* que ni la femme enceinte ni le bébé ne doivent respirer. Nous insistons encore sur le fait que, comme pour les travaux de peinture, ceux du sol doivent avoir lieu plusieurs mois avant la naissance.

Soyez également très prudente si vous souhaitez mettre des tapis. Ils peuvent dégager des éléments de fibres microscopiques, et les synthétiques sont susceptibles de contenir des phtalates*. Or, les jeunes enfants ont tendance à mâchouiller les objets et composants de leur chambre.

Pour les revêtements de sol, la règle est d'éviter les plus toxiques. Choisissez-en un avec un vendeur en sachant que…

Le plus toxique	PVC*
↓	Polyuréthane (PUR), polystyrène (PS), acrylonitrile butadiène styrène (ABS), polycarbonate (PC)
↓	Polyéthylène-téréphtalate (PET*)
↓	Polyéthylène (PE), polypropylène (PP)
Le moins toxique	Polymères issus de produits naturels

Selon *Le Guide Terre vivante de l'habitat sain et naturel* (collectif), éditions Terre vivante, Mens, 2014.

BIEN CHOISIR LES MEUBLES

Plusieurs types d'émission de substances

Quelques critères simples permettent de choisir correctement les meubles de la chambre du bébé et les vôtres. Sachez avant tout que les meubles neufs dégagent de multiples substances après leur fabrication ; il s'agit d'émissions dites « primaires » qui, fort heureusement, diminuent généralement de 60 à 70 % en six mois. Les émissions appelées « secondaires », pour leur part, sont liées à l'utilisation de certains produits chimiques d'entretien ainsi qu'à d'autres aspects comme le degré d'humidité de la chambre.

Lorsque les autorités sanitaires s'inquiètent…

Le Plan de la qualité de l'air intérieur (datant de 2013), repris dans l'action 49 du Plan national santé environnement 3 (PNSE 3, 2015-2019), préconise de développer l'étiquetage pour les produits susceptibles d'émettre des polluants dans l'air intérieur, intégrant les produits d'ameublement. Dans l'attente de l'entrée en vigueur de **l'étiquetage obligatoire à l'horizon 2020**, « un accord volontaire pourrait être négocié avec les fabricants et distributeurs de meubles, les principaux metteurs sur le marché du mobilier de bureau pour les institutions publiques […] et les collectivités, avec comme objectif que 80 % des meubles pour enfants soient étiquetés ». Comme l'indique le rapport de l'Agence sanitaire (Anses) de juin 2015 : « Les produits d'ameublement sont constitués de multiples matériaux qui peuvent être traités, décorés ou protégés. Ils peuvent émettre de multiples substances volatiles ou semi-volatiles auxquelles peut être exposée la population générale. Sur la base de la dangerosité des substances et de leur possibilité d'être émises par des produits d'ameublement, 41 substances ont été identifiées comme substances d'intérêt, dont 31 prioritaires. **Ces substances sont toutes classées cancérogènes, mutagènes* et/ou reprotoxiques*.** »[31] (cf annexes « Agents CMR (INRS) » et « Polluants dans les produits d'ameublement », p. 262 et 263).

Les solutions immédiates

Face à ce constat, la réaction immédiate à mettre en œuvre est de ne plus acheter de meubles en aggloméré neufs. Les particules fines, les fibres et les différentes colles et vernis qui les composent émettent des composés organiques volatiles (ces fameux COV*), du formaldéhyde*, de l'acétaldhéhyde et bien d'autres substances suspectes, irritantes, allergisantes, susceptibles de perturber le métabolisme... Les meubles affichant la norme « NF EN 312 » sont considérés comme les moins émissifs ; néanmoins, il est préférable d'acheter du mobilier en bois massif brut, idéalement non vernis et sans produit protecteur, notamment sans pesticide (non « traité »). Pour l'entretien, il suffit d'appliquer de l'huile de lin ou même d'olive. Les esprits chagrins feront remarquer que le bois naturel émet des composés comme des terpènes, ce qui est exact, mais cela n'a rien à voir avec la soupe chimique dont nombre de meubles actuels sont imprégnés. Pour tout ce qui est en aggloméré, nous vous conseillons de ne choisir que ceux d'occasion ou suffisamment anciens (car, lorsqu'ils ont plusieurs années, ils n'émettent pratiquement plus d'éléments volatiles primaires). Cela vous permettra en outre de réaliser des économies !

Pour les canapés et les coussins, la plupart sont traités avec des produits ignifugés, retardateurs de flamme*, fréquemment des polybromés* perturbateurs endocriniens*, comme d'ailleurs les coques d'ordinateur et de télévision. La tendance est de s'orienter vers les produits ignifugés à base de composés phosphorés, qui restent en grande partie fixés aux fibres textiles. Il peut également y avoir des composés perfluorés* pour imperméabiliser l'ensemble.

A priori, les émissions issues de ces meubles et appareils semblent relativement faibles selon les agents des organismes de contrôle qui se voulaient jusqu'à présent plutôt rassurants, mais force est de constater que de nombreuses données fiables manquent. En outre, l'orientation actuelle de certaines agences de contrôle est de gérer non seulement les aspects techniques et scientifiques, mais aussi les répercussions, notamment d'ordre psychologique, sur la population de la diffusion de leurs rapports... Ce qui a pour conséquence de parfois minimiser les signaux d'alerte.

En tout état de cause, ne laissez pas trop votre enfant triturer et porter à la bouche les coussins et autres textiles de maison, il risquerait d'absorber, outre des colorants, de multiples autres produits, comme des retardateurs de flamme* réputés perturber le métabolisme.

D'une manière générale, pour les meubles de la maison, de votre chambre et du salon, il vaut mieux choisir, si cela est possible, le métal, le fer ou l'acier (pour l'ossature de lit, les tables…) bruts. Ces matériaux n'émettent pas de produits volatiles, sauf s'ils ont été traités et peints récemment. Il en va de même pour le verre (dans le cas d'un plateau de table, par exemple). Le plastique, notamment les chaises en polycarbonate (bisphénol A*), est résistant ; à condition de ne pas le « lécher », il ne présente pas de risque de contaminer ! Les meubles anciens sont généralement sûrs, mais encore faut-il que la cire employée pour les entretenir ne soit pas un concentré de produits chimiques (la cire d'abeille brute est recommandée).

Pour bien choisir

Logos	Principaux labels*
	EU Ecolabel, Ecolabel européen
	NF environnement **NF EN 312** (pour les agglomérés 717-1)
	Natureplus

Logos	Autres labels* dont vous pouvez tenir compte pour le bois
	FSC (Forest Stewardship Council)
	PEFC (programme de reconnaissance des certifications de gestion forestière)

Idéalement, il faut privilégier :

- les meubles en bois massif brut, si possible non vernis, non traités de façon conventionnelle ;
- l'acier et le verre, en protégeant les coins ;
- le plastique en polycarbonate ;
- les meubles anciens traités uniquement à l'huile de lin, d'olive et à la cire d'abeille brute.

LES JOUETS

Le choix des jouets est primordial, dans la mesure où ils seront très souvent mis à la bouche et sucés par les tout jeunes enfants. De nombreuses substances chimiques présentes pouvant ainsi être absorbées, il convient de bien les identifier.

Une situation qui s'améliore

Pendant longtemps, l'innocuité des jouets, notamment ceux d'importation, n'a pas été assurée. Il y a encore six ans, selon une enquête de *60 Millions de consommateurs*, la moitié des produits étudiés contenaient des substances chimiques indésirables. Il semblerait que la situation se soit améliorée aujourd'hui, même s'il peut exister des fraudes et que les contrôles restent insuffisants. Les marques font des efforts pour améliorer la qualité, mais les conseils de base suivants ne seront pas superflus.

Nature du jouet	**Recommandations**
Plastique	Normalement, les phtalates*, assouplissants (les plus dangereux et ceux risquant le plus de migrer) en sont absents. Le bisphénol A* est également interdit, en théorie, mais interrogez bien le vendeur, d'autant que la réglementation française fluctue, notamment en fonction de la réglementation européenne. Choisissez ceux « sans PVC* » et « sans phtalates ».
Textile (poupées, peluches…)	Choisissez ceux sans parfum et lavez-les idéalement deux fois avant usage. Préférez ceux en coton bio. Les peluches à longs poils peuvent contenir plus de substances antifeu (retardateurs de flamme* polybromés*). Voir les labels* ci-après.
Bois	Privilégiez les jouets en bois massif brut, idéalement non traités, ou avec des vernis bio écologiques et résistants à l'humidification par la salive.
Métal	Attention aux possibles surprises concernant les inscriptions sur le métal : des métaux lourds ont déjà été découverts (cadmium*, plomb*…).

Le choix des jouets relève d'une vraie stratégie, soyez prudente ! Achetez-les dans un magasin de jouets où le vendeur est suffisamment bien formé pour vous fournir des conseils pertinents. Quelques labels peuvent vous aider, ainsi que le site des femmes européennes engagées pour un environnement plus sain qui donne des informations sur leurs compositions (www.wecf.eu). Lorsque votre enfant aura grandi, pensez à consulter le site www.greenpeace.org/electronics pour les jouets électroniques.

Pour bien choisir

Logos	Principaux labels*
	NF environnement
	EU Ecolabel, Ecolabel européen
	GOTS (pour les jouets en textile et peluche)
	SPIEL GUT+ (sans certaines substances chimiques comme le PVC))
	GS+ (garantit le respect de la réglementation)

+Pas toujours aisé à trouver en France

Certification **Öeko-Tex Standard 100 et 1000** (pour les jouets en textile et peluche)

Logos	Autres labels* (environnementaux, pour les jouets en bois)
	PEFC (programme de reconnaissance des certifications de gestion forestière)
FSC	**FSC** (Forest Stewardship Council)

VÊTEMENTS ET LITERIE

Des précautions indispensables

Pour les vêtements, la première règle est de les laver deux fois avant de les faire porter à votre enfant. Ne lui mettez pas ceux qui comportent des éléments plastifiés (notamment les pyjamas), ils pourraient contenir des phtalates*, or la peau du bébé est particulièrement perméable aux composés chimiques. Quant aux bodys et sous-vêtements, privilégiez les cotons issus de l'agriculture biologique et avec labels.

Logos	Principaux labels*
EU Ecolabel www.ecolabel.eu	**EU Ecolabel, Ecolabel européen**

Logos	Principaux labels*
	GOTS (global organic textile standard), bio
	Naturtextil

Certification : **Öeko-tex Standard 100 et 1000,** notamment avec Confiance Textile®, **Ecocert.**

Pour la literie, choisissez des **matelas latex 100 % naturel bio**, et des oreillers de la même catégorie (oreiller pour bébé en latex 100 % naturel bio).

MÉNAGE PRÉCAUTIONNEUX

La méthode se rapproche de celle que nous avons développée aux chapitres précédents.

Pour les revêtements de sol, commencez par un balayage humide avec une serpillière en microfibres humidifiée. Selon les sols, vous pouvez ensuite utiliser du savon noir (généralement, versez un demi-bouchon doseur pour un seau d'eau). L'eau de rinçage doit être bien pure.

Pour la poussière des montants de lit et autres meubles, utilisez un chiffon en microfibres et faites un nettoyage à sec ; de temps en temps, ajoutez un peu d'eau savonneuse, mais n'utilisez aucun produit vaporisé dont les gouttelettes pourraient être inhalées par le bébé.

Pour les vitres, un chiffon en microfibres sec enlèvera la majorité des poussières intérieures et extérieures.

Lavez les coussins à la machine. Faites bien attention à ne pas avoir choisi ceux avec des microbilles en polyester.

Évitez de placer trop de peluches autour du lit du bébé et privilégiez celles labellisées nettoyables en machine à l'aide de produits doux.

Changez régulièrement les alèses (en coton bio et non synthétiques). Nettoyez-les en machine à 60 °C au minimum. Privilégiez les draps en coton avec labels* (cf p. 190-191).

BUANDERIE

Lessives, produits d'entretien, toilettes

À la buanderie

1. **Produits d'entretien :** les indispensables sont le vinaigre blanc, le bicarbonate de soude et le savon de Marseille.
2. **Chiffon :** le chiffon en microfibres est idéal pour capturer la poussière à sec. Vous pouvez également l'humidifier pour nettoyer. Dédiez un chiffon spécifique à l'entretien des toilettes.
3. **Lessives :** le plus simple est d'utiliser du savon de Marseille liquide et/ou des lessives labellisées.

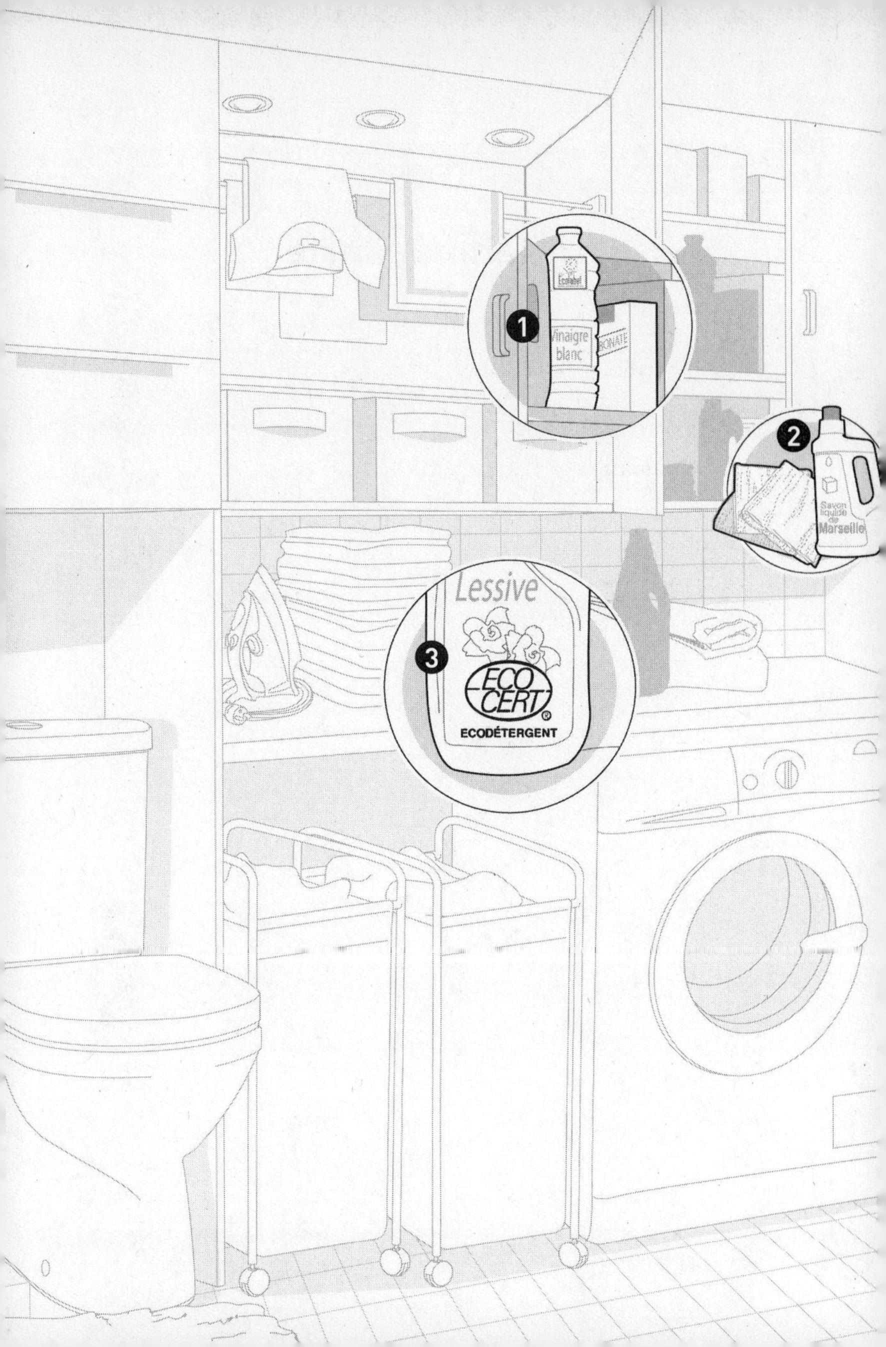

1
Ecolabel
Vinaigre blanc
BONATE
2
Savon liquide de Marseille
3
Lessive
ECO CERT
ECODÉTERGENT

Vous ne possédez pas nécessairement une buanderie, et peut-être avez-vous placé votre lave-linge dans votre salle de bains ou dans votre cuisine. Les conseils sont les mêmes, quelle que soit la localisation de votre électroménager. Pour éviter les zones humides et les moisissures, pensez toujours à aérer correctement vos locaux.

POUR LES PRODUITS TEXTILES

Fonction	**Produits**
Dégraissage (à sec)	Terre de Sommières à saupoudrer, pour absorber les taches grasses de beurre, d'huile, etc. des différents textiles et notamment des nappes et serviettes
Traitement des taches sévères avant la mise en machine	Trempage préalable avec du savon de Marseille liquide ou en paillettes. Pour les taches de stylo, mettez un peu d'alcool à 90 %
Lessive	Savon de Marseille liquide, les lessives labellisées et quelques marques+

Fonction	**Produits**
Assouplissant des textiles	Vinaigre blanc* : versez un petit quart de verre à moutarde dans la machine à laver, cela ravive les couleurs. À utiliser en alternance avec un peu de bicarbonate*, à mettre directement dans le tambour, ce qui permet de limiter la corrosion de la tuyauterie
Alternative aux lessives	Noix de lavage de type Sapindus mukorossi dont la coque contient des saponines (six coques et demi de noix par lavage), notamment celles ACE Artisans du Monde. Également les boules de lavage de type Biowashball. Cela évite l'utilisation de lessive sur textile peu taché ; méthode classiquement utilisée pour les vêtements de bébé et les mamans allergiques
Fixateur de couleur	Sels marins, à mettre dans le bac de rinçage pour fixer les couleurs, notamment des vêtements neufs et en coton

⁺Labels ci-dessous, parmi les marques L'Arbre vert®, Ecover®, Sonett®. Sont également utilisables : Persil 0 %®, Le Chat 0 %® sans parfum, sans colorant, sans conservateur (tous les produits de ces marques n'ont pas ces propriétés). Pour le savon de Marseille, le savon noir et le vinaigre blanc*, cf p. 165.

Il est aussi possible de fabriquer soi-même sa lessive au savon de Marseille en utilisant un véritable savon solide à râper. Vous pouvez y ajouter des gouttes d'huile essentielle de citron et verser l'ensemble dans de l'eau bouillante. Mélangez et laissez le tout se figer, pendant 24 heures. Historiquement, on utilisait aussi de la lessive à la cendre de bois, car la potasse qu'elle renferme lui confère un pouvoir dégraissant.

Pour bien choisir

(Pour les caractéristiques de ces labels, cf p. 166-167)

Logos	Principaux labels*
	EU Ecolabel européen
	Ecocert Ecodétergent
	Nature et Progrès
	NF environnement

Toutes les marques de lessives « vertes » (L'Arbre vert®, Ecover®, Etamyne du Lys®...) sont à diluer beaucoup plus que ce qui est préconisé sur l'emballage.

POUR LES PRODUITS DE NETTOYAGE

(cf p. 121 ce que nous avons préconisé en cuisine)

Nettoyage	**Produits**
Sol	Vinaigre blanc* à diluer dans un seau d'eau (un quart de verre pour un sceau de 10 l), bicarbonate de soude* ou savon noir pur. Bien sécher, attention à ne pas glisser
Placard	Véritable savon de Marseille liquide
Lave-linge	Mélange d'eau tiède et de vinaigre blanc*. Imbibez une éponge et retirez les dépôts et le surplus calcaire qui aurait pu s'y déposer, notamment sur la vitre latérale des machines à tambour. Démontez les bacs et laissez-les tremper dans une solution de bicarbonate

LES TOILETTES

Pour vos toilettes, il est important de ne pas utiliser de produit de synthèse, notamment les désodorisants parfumés, car bon nombre contiennent des composés trop suspects en ce qui concerne les répercussions sur la santé de la femme enceinte et de l'embryon (notamment du formaldéhyde*).

Même s'il ne s'agit que d'un lieu de passage, les toilettes sont généralement placées dans un endroit confiné. Y utiliser des substances potentiellement toxiques n'est pas la solution ; en spray, elles pénétreraient très facilement dans l'organisme par l'inhalation des gouttelettes en suspension. Aérer demeure la méthode la plus facile, la plus efficace et la moins dangereuse.

Les produits pour nettoyer

Peu de produits conventionnels trouvent grâce à nos yeux, tant ils sont concentrés en substances indésirables, et la manipulation d'eau de Javel est à éviter chez la femme enceinte. Cela étant, ce produit est souvent mal utilisé, puisque seules quelques gouttes suffisent (4 à 5) pour un seau d'eau de 10 l, or on y verse généralement des quantités bien plus importantes. Des méthodes alternatives sont simples, qui peuvent être mises en œuvre aisément.

Nettoyage	Produits et méthode
Lunette	Chiffon en microfibres, à utiliser uniquement pour cet usage. L'humidifier avec un mélange de bicarbonate* dilué et de quelques gouttes de citron
Cuvette	Mélangez une cuillère à soupe de bicarbonate de soude, et un petit verre de vinaigre blanc*. Versez le mélange dans la cuvette le soir et laissez agir (de la mousse va apparaître)
Sols	Savon noir liquide. Après le rinçage, passez un peu d'eau additionnée de bicarbonate, qui absorbera les odeurs
Poignées de porte, interrupteurs…	Lingette humidifiée en microfibres additionnée de quelques gouttes de vinaigre blanc

Pour **désodoriser,** versez quelques gouttes d'huile essentielle de citron ou de lavande (en l'absence d'allergie à ces produits) sur un galet de plage. À renouveler tous les dix jours environ. Inutile d'en verser des quantités trop abondantes, sous peine de provoquer des irritations.

NOTES

Pourquoi faut-il vous protéger ?

1. Di Renzo G.C. et *al.*, “International Federation of Gynecology and Obstetrics opinion on reproductive health impacts of exposure to toxic environmental chemicals”, *International Journal of Gynecology and Obstetrics*, 2015 Oct.
2. Gore A.C. et *al.*, “Executive summary to EDC-2: the endocrine society's second scientific statement on endocrine-disrupting chemicals”, *Endocrine Reviews*, 2015 Sept.
3. Observatoire régional de la Santé Rhône-Alpes, *Les Malformations congénitales en Rhône-Alpes*, Les dossiers santé-environnement de l'ORS, août 2012, n° 8.
4. Wilson D.R. et *al.*, “Principles of Human Teratology: Drug, Chemical and Infectious Exposure”, *Journal of Obstetrics and Gynecology of Canada*, 2007; 29(11): 911-917.
5. Bouchard M.F., “Prenatal exposure to organophosphate pesticides and IQ in 7-year-old children”, *Environmental Health Perspectives*, 2011 Aug; 119(8): 1189-95.

6. Étude réalisée par l'*Environmental Working Group*.
7. Lu C. et *al.*, "Organic Diets Significantly Lower Children's Dietary Exposure to Organophosphorus Pesticides", *Environmental Health Perspectives*, 2006 Feb, 114(2): 260-63.
8. Oates L., "Reduction in urinary organophosphate pesticide metabolites after a week-long organic diet", *Environmental Research*, 2014 Jul, 132: 105-11.
9. Menegaux F. et *al.*, "Household exposure to pesticides and risk of childhood acute leukaemia", *Occupational and Environmental Medicine*, 2006 Feb, 63(2): 131-4.
Turner M.C., "Residential pesticides and childhood leukemia: a systematic review and meta-analysis", 2011 Mar, 16(3): 1915-31.
10. Vinson F. et *al.*, "Exposure to pesticides and risk of childhood cancer: a meta-analysis of recent epidemiological studies", *Occupational and Environmental Medicine*, 2011 Sept, 68(9): 694-702.
Kunkle B. et *al.*, "Increased risk of childhood brain tumors among children whose parents had farm-related pesticide exposures during pregnancy", *JP Journal of Biostatistics*, 2014 Nov, 11(2): 89-101.
Lacasana M. et *al.*, "Maternel and paternel occupational exposure to agricultural work and the risk of anencephaly", *Occupational and Environmental Medicine*, 2006 Oct, 63(10): 649-56.
11. Ogasawara M.S. et *al.*, "Exposure to Bisphenol A is associated with recurrent miscarriage", *Human Reproduction*, 2005 Aug, 20(8): 2325-29.
12. Chevrier J. et *al.*, "Maternal urinary Bisphenol A during pregnancy and maternal and neonatal thyroid

function in the CHAMACOS study", *Environmental Health Perspectives*, 2013 Jan, 121(1): 138-44.

13. OMS, Aide-mémoire n° 313, mars 2014.
14. *Prescrire*, 2008 ; 28 (297) ; p. 546-547.
15. Melzer K. et *al.*, "Physical activity and pregnancy", *Sports Medicine*, 2010, 40(6): 493-507.
Oken O. et *al.*, "Association of physical activity and inactivity before and during pregnancy with glucose tolerance", *Obstetrics & Gynecology*, 2006 Nov, 108(5): 1200-1207.

Cuisine et salle à manger

16. Baranski M. et *al.*, "Higher antioxidant and lower cadmium concentrations and lower incidence of pesticide residues in organically grown crops, a systematic literature review and meta-analyses", *B J Nutrition*, 2014 Jun, 26: 1-18.
17. Brantsaeter A.-L. et *al.*, "Organic food consumption during pregnancy and hypospadia and cryptorchidism at birth: The Norwegian Mother and Child (MoBa)", *Environmental Health Perspectives*, 2015 Jul.
18. Kesse-Guyot E. et *al.*, "Profiles of organic food consumers in a large sample of french adults: Results from the Nutrinet-Santé Cohort Study", *Plos one*, 2013 Oct.
19. Halldorsson T.I. et *al.*, "Intake of artificially sweetened soft drinks and risk of preterm delivery: a prospective cohort study in 59,334 Danish pregnant women", *The American Journal of Clinical Nutrition*, 2010 Sept, 92(3):626-33.
20. Saisine 2012-SA-0142.
21. Ghassabian A. et *al.*, "Impact of mild thyroid hormone deficiency in pregnancy on cognitive function

in children: Lessons from the Generation R study", *Clinical Endocrinology & Metabolism*, 2014 March, 28(2): 221-232.

22. Ghosh D., Chattopadhyay R., "Preparation of idli batter, its properties and nutritional improvement during fermentation", *Journal of Food Science and Technology*, 2011 Sept-Oct, 48(5): 610-615.
23. Chevallier Laurent, *Les 100 meilleurs aliments pour votre santé et la planète*, Le Livre de Poche, Paris, 2010.
24. L'index glycémique indique la capacité qu'a un aliment d'élever le taux de sucre dans le sang. Les produits ayant les taux le plus bas sont à favoriser, tout particulièrement en cas de diabète gestationnel.
25. « Caractérisation de l'offre alimentaire, par secteur et segment de marché – 2015 »
26. Selon l'Anses, mars 2015, adaptés par nos soins.

Salle de bains

27. Source Inpes / Assurance Maladie. Fiche n° 8, *Grossesse et accueil de l'enfant*, 2010. Autret-Leca E., Cissoko H., Bensouda-Grimaldi L., Jonville-Béra A.-P., « Évaluation du risque médicamenteux chez la femme en âge de procréer », *Revue du Praticien Gynécologie-Obstétrique*, 2008, n° 128, p. 11-16.

Séjour et salle à manger

28. Whyatt R.M. et *al.*, "Contemporary use of pesticides in personal air samples during pregnancy and blood samples at delivery among urban minority mothers and newborns", *Environmental Health Perspectives*, 2003 May, 111(5): 749-756.

29. Diezi J., Felley-Bosco E. et *al.*, *Précis de toxicologie*, Éditions Médecine et Hygiène, juin 2008.

Chambre des parents

30. Savary B., *Gaz toxiques dans les conteneurs maritimes*, États des lieux, INRS, NST 310, 2013.

Chambre du bébé

31. Expertise en appui à l'étiquetage des produits d'ameublement, avis de l'Anses, rapport d'expertise collective.

BIBLIOGRAPHIE

Alimentation

Aperberg B.J. et *al.*, "Cord concentrations of perfluorooctane sulfonate (PFOS) and perfluorooctanoate (PFOA) in relation to weight and size at birth", *Environmental Health Perspectives,* 2007 Nov, 115(11): 1670-6.

Bao W. et *al.*, "Pre-pregnancy fried food consumption and the risk of gestational diabetes mellitus: a prospective cohort study", *Diabetologia*, 2014 Dec, 57(12): 2485-91.

Chevallier L., *Les 100 meilleurs aliments pour votre santé et la planète*, Le Livre de Poche, Paris, 2010.

Christian P., "Maternal micronutrient deficiency, fetal development, and the risk of chronic disease", *The Journal of Nutrition*, 2010 Mar, 140(3): 437-45.

Clapp J.F. 3rd, "Maternal carbohydrate intake and pregnancy outcome", *Proceedings of the Nutrition Society*, 2002 Feb, 81(1): 45-60.

Doege K. et *al.*, "Impact of maternal supplementation with probiotics during pregnancy on atopic eczema in childhood

– a meta-analysis, *British Journal of Nutrition*, 2012 Jan, 07(1): 1-6.

Duarte-Salles T. et *al.*, “Dietary acrylamide intake during pregnancy and fetal growth – results from the Norwegian mother and child cohort study”, *Environmental Health Perspectives,* 2013 March, 121(3): 374-9.

Fernandes O. et *al.*, “Moderate to heavy caffeine consumption during pregnancy and relationship to spontaneous abortion and abnormal fetal growth; a meta-analysis”, *Reproductive Toxicology*, 1998 Jul-Aug, 12(4): 435-44.

Helland I.D. et *al.*, “Maternal supplementation with very-long-chain n-3 fatty acids during pregnancy and lactation augments children’s IQ at 4 years of age”, *Pediatrics*, 2003, 111.1.e39.

Hibbeln J.R. et *al.*, “Maternal seafood consumption in pregnancy and neurodevelopmental outcomes on childhood (ALSPAC study): an observational cohort study”, *The Lancet*, 2007 Feb, vol 369.

Hilakivi-Clarke L., “A maternal diet high in n-6 polyunsaturated fats alters mammary gland development, puberty onset and breast cancer risk among female rat offspring”, *Proceedings of the Nutritional Academy of Sciences of the United States of America*, 1997 Aug, 94(17): 9372-7.

Hu E.A., “White rice consumption and risk of type 2 diabetes : meta-analysis and systemic review”, *British Medical Journal*, 2012 March, 15;344: e1454.

Jedrychoski W. et *al.*, “Impact of barbecued meat consumed in pregnancy on birth outcomes for personal exposure to airborne polycyclic aromatic hydrocarbons: Birth cohort study in Poland”, *Nutrition*, 2012 April, 28(4): 372-377.

Litonjua A.A. et *al.*, "Maternal antioxidant intake in pregnancy and wheezing illnesses in children at 2 y of age", *American Journal of Clinical Nutrition*, 2006 Oct, 84(4): 903-11.

Mericq V. et *al.*, "Maternally transmitted and food-derived glycotoxins: a factor preconditioning the young to diabetes?", *Diabetes care*, 2010 Oct, 33(10): 2232-7.

Romieu I. et *al.*, "Fish intake during pregnancy and atopy and asthma in infancy", *Clinical & Experimental Allergy*, 2007 April, 37: 518-25.

Sausenthaler S., "Maternal diet during pregnancy in relation to eczema and allergic sensitization in the offspring at 2 of age", *American Journal of Clinical Nutrition*, 2007 Feb, 85(2): 530-7.

Thijs C. et *al.*, "Fatty acids in breast milk and development of atopic eczema and allergic sensitization in infancy", *Allergy*, 2011 Jan, 66(1): 58-67.

Pesticides

Brender J. et *al.*, "Dietary nitrites and nitrates, nitrosatable drugs and neural tube defect", *Epidemiology*, 2004 May, 15(3): 330-36.

Delabaere A. et *al.*, "Épidémiologie des pertes de grossesse", *Journal de gynécologie obstétrique et biologie de la reproduction*, 2014 Dec, 43(10)764-75.

Gonsalez-Alsaga B. et *al.*, "A systematic review of neurodevelopmental effects of prenatal and postnatal organophosphate pesticide exposure", Toxicololy Letters, 2013 Oct, 230(2): 104-21.

Ma X. et *al.*, "Critical windows of exposure to household pesticides and risk of childhood leukemia", *Environmental Health Perspectives,* 2002 Sept, 110(9): 955-60.

Melgarejo M. et *al.*, "Associations between urinary organophosphate metabolite levels and reproductive parameters in men from an infertility clinic", *Environmental Research*, 2015 Feb, 137: 292-8.

Petit C., "Étude de l'association entre l'exposition environnementale aux pesticides et la croissance fœtale, en prenant en compte les sources multiples d'exposition", Thèse de doctorat en biologie et sciences de la santé, *Ecole doctorale Vie-agro-santé*, Rennes, 2011.

Rauh V. et *al.*, "Brain anomalies in children exposed prenatally to a common organophosphate pesticide", *Proceedings of the National Academy of Sciences USA*, 2012 May 15, 109(20): 7871-6.

Rauh V. et *al.*, "Seven-year neurodevelopmental scores and prenatal exposure to chlorpyrifos, a common agricultural pesticide", *Environmental Health Perspectives*, 2011 Aug, 119(8): 1196-201.

Teilbaum S. et *al.*, "Reported residential pesticide use and breast cancer risk on Long Island", *American Journal of Epidemiology*, 2007, 165(6): 643-51.

Viel J.F. et *al.*, "Pyretroid insecticide exposure and cognitive developmental disabilities in children: the PELAGIE mother-child cohort", *Environment International*, 2015 Sept, 82: 69-75.

Young J. et *al.*, "Association between in utero organophosphate pesticide exposure and abnormal reflexes in neonates", *NeuroToxicology*, 2005 March, 62(2): 199-209.

Polluants chimiques divers

Acevedo N. et *al.*, “Perinatally Bisphenol A as a potential mammary gland carcinogen in rats”, *Environmental Health Perspectives*, 2013 Sep, 121(9): 1040-6.

Braun J.M. et *al.*, “Gestational exposure to endocrine-disrupting chemicals and reciprocal social, repetitive, and stereotypic behaviors in 4-and 5-year-old children”, *Environmental Health Perspectives*, 2014 May, 122(5): 513-20.

Buck Louis G.M. et *al.*, “Urinary bisphenol A, phthalates, and couple fertility and the environment (LIFE) study”, *Fertility and Sterility*, 2014 May, 101(5): 1359-66.

Carlstedt F. et *al.*, “PVC flooring is related to human uptake of phthalates in infants”, *Indoor Air*, 2013 Feb, 23(1): 32-39.

Casas M. et *al.*, “Maternal occupation during pregnancy, birth weight, and length of gestation: combined analysis of 13 European birth control”, *Scandinavian Journal of Work, Environmental and Health*, 2015 Jul, 41(4): 384-96.

Chen A. et *al.*, “Prenatal Polybrominated Diphenil Ether exposures and neurodevelopment in U.S. children through 5 years of age : the Home study”, *Environmental Health Perspectives*, 2014 Aug, 122(8): 856-62.

Chevrier J. et *al.*, “Polybrominated Diphenil Ether (PBDE) flame retardants and thyroid hormone during pregnancy”, *Environmental Health Perspectives,* 2010 Oct, 110(10): 1444-9.

Chevrier J. et *al.*, “Maternal urinary Bisphenol A during pregnancy and maternal and neonatal thyroid function in the CHAMACOS study”, *Environmental Health Perspectives,* 2013 Jan, 121(1): 138-44.

Eriksson G.J., "Catch-up growth in childhood and death from coronary heart disease: longitudinal study", *British Medical Journal*, 1999 Feb 13, 318(7181): 427-31.

Howdeshell K. et *al.*, "Environmental toxins: exposure to Bisphenol A advances puberty", *Nature*, 1999 Oct, 401: 763-64.

Huang P.C. et *al.*, "Association between prenatal exposure to phthalates and the health of newborns", *Environment International*, 2009 Jan, 35(1): 14-20.

INERIS, "Grossesse et champs électromagnétiques", juillet 2011, ED 4216.

Jurewicz J. et *al.*, "Exposure to phthalates: reproductive outcome and children health. A review of epidemiological studies", *International Journal of Occupational and Environmental Health*, 2011 Jun, 24(2): 115-41.

Kayama F. et *al.*, "Potential effects of alkyl phenols in Japan", *Journal of the Japan Medical Association*, 2003, 46(3): 108-114.

Kim J.T., "Partitioning behavior of heavy metals and persistent organic pollutants among feto-maternal bloods and tissues", *Environmental Science & Technology*, 2015 June 16, 49(12): 7411-22.

Kirchner S. et *al.*, "Prenatal exposure to the environmental obesogenic tributyltin predisposes multipotent stem cells to become adipocytes", *Molecular Endocrinology*, 2010 Mar, 24(3): 526-39.

Koeppe E.S. et *al.*, "Relationship between urinary triclosan and paraben concentrations and serum measures in NHANES 2007-2008", *Science of Total Environment*, 2013 Feb 15, 445-446: 299-305.

Li De Kun et *al.*, "A Population based prospective cohort study of personal exposure to magnetic fields during pregnancy and the risk of miscarriage", *Epidemiology*, 2002 Jan, 13(1): 9-20.

Main K.M. et *al.*, "Human breast milk contamination with phthalates and alteration of endogenous reproductive hormones in infants three months of age", *Environmental Health Perspectives*, 2006 Feb, 114(2): 270-276.

Miao M. et *al.*, "In utero exposure to Bisphenol A and its effects on birth weight of offspring", *Reproductive Toxicology*, 2011 Jul, 32(1): 64-68.

Oishi S. et *al.*, "Effects of propyl paraben on the male reproductive system", *Food and Chemistry toxicology*, 2002 Dec, 40(12): 1807-13.

Rees Clayton E.M., "The impact of Bisphenol A and Triclosan on immune parameters in the U.S. population, NHANES 2003-2006", *Environmental Health Perspectives*, 2011 March, 119(3): 390-6.

Rochester L.R. et *al.*, "Bisphenol S and F: A systematic review and comparison of the hormonal activity of bisphenol A substitutes", *Environmental Health Perspectives*, 2015 Jul, 123(7): 643-50.

Routledge E.J. et *al.*, "Some Alkyl Benzoate preservatives (parabens) are estrogenic", *Toxicology and Applied Pharmacology*, 1988 Nov, 153(1): 12-19.

Rodriguez P.E.A. et *al.*, "Maternal exposure to triclosan impairs thyroid homeostasis and female pubertal development in wistar rat offspring", *Journal of Toxicology and Environmental Health*, 2010, 73(24): 1678-88.

Schmutzler C. et *al.*, "The ultraviolet filter benzophenone 2 interferes with the thyroid hormone axis in rats and is a potent in vitro inhibitor of human recombinant thyroid peroxidase", *Endocrinology*, 2007 Jun, 148(6): 2835-44.

Slama M., "Maternal personal exposure to benzene during pregnancy and intrauterine growth", *Environmental Health Perspectives*, 2009 Aug, 117(8): 1313-21.

Song M. et *al.*, "Changes in thyroid peroxidase activity in response to various chemicals", *Journal on Environmental Monitoring*, 2012, 14: 2121-26.

Soni M.G. et *al.*, "Evaluation of the health aspects of methyl paraben: a review of the published literature", *Food and Chemical Toxicology*, 2002 Oct, 450(10): 1335-73.

Swan S.H. et *al.*, "Prenatal phthalate exposure and reduced masculine play in boy", *International Journal of andrology*, 2010 Apr, 33(2): 259-69.

Telisman S. et *al.*, "Semen quality and reproductive endocrine function in relation to biomarkers of lead, cadmium, zinc, and copper in men", *Environmental Health Perspectives*, 2000 Jan, 108(1): 45-53.

Thimoty S.P. et *al.*, "Children exposed to two chemicals in plastics have elevated risk of asthma-related airway inflammation", *Mailman School of Public Health*, 2012 Sept.

Towers C.V. et *al.*, "Transplacental passage of antimicrobial paraben preservatives", *Journal of Exposure Science and Environmental Toxicology*, 2015 May 6, doi :10.1038/jes2015.27.

Vom Saal F.S. et *al.*, "A physiologically based approach to the study of Bisphenol A and other estrogenic chemicals on the size of reproductive organs, daily sperm production, and behavior", *Toxicology and Industrial Health*, 1998 Jan, 14(1-2): 239-260.

Yin M.M. et *al.*, "Paternal treadmill exercise enhances spatial learning and memory related to hippocampus among male offspring", *Behavioral Brain Research*, 2013 Sept, 253: 297-304.

Zee C. et *al.*, "Impact of endocrine disrupting chemicals on birth outcomes", *Gynécologie, Obstétrique & Fertilité*, 2013 Oct, 41(10): 601-10.

Cosmétiques

Kaibeck J., *Adoptez la slow cosmétique*, éditions Quotidien malin, Paris, 2014.

Wittner L., Le Héno H., *Guide des meilleurs cosmétiques*, éditions Médicis, Paris, 2014.

Tabac, alcool, cannabis

Buka L. et *al.*, "Elevated risk of tobacco dependence among offspring of mothers who smoked during pregnancy: A 30 years prospective study", *American Journal of Psychiatry*, 2013 Nov, 160(11): 1978-84.

Castles A. et *al.*, "Effects of smoking during pregnancy: five meta-analyses", *American Journal of Preventive Medicine*, 1999 Jul, 16(3): 208-215.

Cicero T.J. et *al.*, "Effects of paternal exposure to alcohol on offspring development", *Alcohol*, 1994, 18(1): 37-41.

Cook D.G., Strechan D., "Health effects of passive smoking. 3. Parental smoking and prevalence of respiratory symptoms and asthma in school age children", *Thorax*, 1997, 62: 1081-94.

Finegersh A., "Drinking beyond a lifetime: New and emerging insights into paternal alcohol exposure on subsequent generations", *Alcohol*, 2015 Aug, 49(5): 461-70.

Gunn J. et *al.*, "Effects of prenatal cannabis exposure on fetal development and pregnancy outcomes: a systematic review and meta-analysis", *American Public Health Association*, 2015 Nov, Annual meeting.

Hackshaw A. et *al.*, "Maternal smoking in pregnancy and birth defects: a systematic review based on 173 687 malformed cases and 11,7 million controls", *Human Reproduction Update*, 2011 Oct, 17(5): 589-604.

Hingson R., "Effects of maternal drinking and marijuana use on fetal growth and development", *Pediatrics*, 1982 Oct, 70(4): 539-46.

Huizink A.C. et *al.*, "Prenatal cannabis exposure and infant outcomes: overview of studies", *Progress in Neuro-Psycopharmacology & Biological Psychiatry*, 2013 Jul 3, 52: 45-52.

Jaddoe V. et *al.*, "Moderate alcohol consumption during pregnancy and the risk of low birth weight and preterm birth. The generation R study", *Annals of Epidemiology*, 2007 Oct, 17(10): 834-40.

Juras-Aswad D. et *al.*, "Neurobiological consequences of maternal cannabis on human fetal development and in neuropsychiatric outcome", *European Archives of Psychiatry and Clinical Neuroscience*, 2009 Oct, 259(7): 395-412.

Koshy G. et *al.*, "Dose response association of pregnancy cigarette smoke exposure, childhood stature, overweight and obesity", *The European Journal of Public Health*, 2010 Dec, 21(3): 286-91.

Langley K. et *al.*, "Maternal and paternal smoking during pregnancy and risk of ADHD symptoms in offspring: testing for intrauterine effects", *American Journal of Epidemiology*, 2012 Jul, 176(3): 261-68.

Little R.E. et *al.*, "Fetal growth and moderate drinking in early pregnancy", *American Journal of Epidemiology*, 1986, 123(2): 270-78.

Mamun A.A. et *al.*, "Maternal smoking during pregnancy predicts adult offspring cardiovascular risk factors – Evidence from a community-based large birth cohort study", PLOS One, 2012, 7(7): e41106.

Myrna M., "Maternal smoking during pregnancy and psychopathology in offspring followed to adulthood", *Journal of the American Academy of Child & Adolescent Psychiatry*, 1999 Jul, 38(7): 892-99.

Pagani L. et *al.*, "Prospective associations between early long-term household tobacco smoke exposure and subsequent indicators of metabolic risk at age 10", *Nicotine &Tobacco Research*, 2015 Jun, pii :ntv 128.

Richardson G.A. et *al.*, "Prenatal alcohol and marijuana exposure: effects on neuropsychological outcomes at 10 years", *Neurotoxicology and Teratology*, 2002 May-June, 24(3): 309-320.

Streissguth A.P. et *al.*, "Moderate prenatal alcohol exposure: effects on child IQ and learning problems at age 7 ½ years", *Alcohol*, 1990 Oct, 14(5): 662-69.

Vassoler F.M. et *al.*, "The impact of exposure to addictive drugs on future generations: physiological and behavioural effects", *Neuropharmacology*, 2014 Jan, 76 Pt B:269-75.

Pollution de l'air

Aguilera I. et *al.*, "Early-life exposure to air pollution and respiratory health, ear infections, and eczema in infants from the INMA study", *Environmental Health Perspectives*, 2013 Mar, 121(3): 387-392.

Faiz A.S. et *al.*, "Components of air pollution may increase the risk of stillbirth", *American Journal of Epidemiology*, 2012 Jan 15, 175(2): 108-10.

Fleicher N.L. et *al.*, "Outdoor air pollution, preterm birth, and low birth weight: analysis of the World Health Global Survey on maternal and perinatal health", *Environmental Health Perspectives*, 2014 Apr, 122(4): 425-30.

Lucchini R.G. et *al.*, "Inverse associations of intellectual function with very low blood lead but not with manganese exposure in Italian adolescents", *Environmental research*, 2012 Oct, 118: 65-71.

Rappazzo K. et *al.*, "Exposure to fine particulate matter during pregnancy and risk of preterm birth among women in New Jersey, Ohio and Pennsylvania, 2000-2005", *Environmental Health Perspectives*, 2014 Sep, 122(9): 992-7.

Right J.P. et *al.*, "Association of prenatal and childhood blood lead concentration with criminal arrests in early adulthood", PLOS Medicine 2008, 5(5): e101.

Stieb D.M. et *al.*, "Ambient air pollution, birth weight and pre-term birth: a systematic review and meta-analysis", *Environmental Research*, 2012 Aug, 117: 100-11.

Divers

Chevallier L., *Le Livre antitoxique*, Fayard, Paris, 2013.

Collectif, *Le Guide Terre vivante de l'habitat sain et naturel*, éditions Terre vivante, Mens, 2014.

INSERM, *Reproduction et environnement*, Expertise collective, éditions INSERM, 2011.

Institut de veille sanitaire (Invs), *Moisissures dans l'air intérieur et santé*, décembre 2005, n° 27.

Krista F. et *al.*, "Preterm birth and antidepressant medication use during pregnancy", *PLOS One*, 2014 Mar, 9(3):e92778.

Lacroix I. et *al.*, "Prescription of drugs during pregnancy: a study using EFFEMERIS, the new French database", *European Journal of clinical Pharmacology*, 2009, 65: 839-846.

Yin M.M. et *al.*, "Paternal treadmill exercise enhances spatial learning and memory related to hippocampus among male offspring", *Behavioral Brain Research*, 2013 Sept, 253 :297-304.

Hors-série *60 Millions de consommateurs*, « Entretenir sa maison naturelle », avril-mai 2015, n° 178.

Hors-série *60 Millions de consommateurs*, « Consommer sans s'empoisonner », août-septembre 2014, n° 174.

ANNEXES

Tableau des principaux polluants et perturbateurs endocriniens*

Substances	Utilisations	Conséquences sur la reproduction	Références scientifiques
Bisphénol A*	Bouteilles en plastique Revêtement intérieur des boîtes de conserve et des canettes Polycarbonate Composite dentaire Tickets de caisse	Perturbation du comportement des descendants Baisse des hormones thyroïdiennes Risque de fausses couches Risque de faible poids à la naissance Cancer du sein et de la prostate	Sugiura-Ogasawara, 2005 Cantowine, 2010 Wolstenholme, 2013 Chevrier, 2013 Nishikawa, 2003

Substances	**Utilisations**	**Conséquences sur la reproduction**	**Références scientifiques**
Phtalates*	Matières plastiques, dont le PVC* et la plupart des plastiques souples (dont des jouets) Cosmétiques Matériel médical Revêtements de sol Peintures Colles	Diminution de la qualité du sperme Modification du niveau des hormones de la reproduction Modification du comportement Féminisation des mâles Augmentation du risque d'asthme Risque de faible poids à la naissance	Jurewicz, 2011 Lien, 2015 Thimothy, 2012 Swan, 2009 Lenters
Parabènes*	Additifs alimentaires (E214 à E219) Cosmétiques Médicaments	Effet œstrogénique Antithyroïdien	Routeledge, 1998 Koeppe, 2013 Thuy, 2010
Triclosan*	Cosmétiques Dentifrice Ustensiles de cuisine Produits d'entretien Textiles	Effet anti-œstrogène Diminution des hormones thyroïdiennes Augmenterait le risque d'allergies et de rhume des foins	Koeppe, 2013 Clyton, 2011
Filtres anti-UV (benzophénones et autres)	Crèmes solaires Certains cosmétiques	Troubles de la reproduction	Schmutzler, 2006 Song, 2012

Substances	**Utilisations**	**Conséquences sur la reproduction**	**Références scientifiques**
Retardateurs de flamme* (PBDEs)	Canapés, matelas Tissus Téléviseurs Matériel informatique Certains jouets	Obésité Troubles du comportement Diminution des hormones thyroïdiennes	Chevrier, 2010 Suvorof, 2009
Alkylphénols*	Produits de nettoyage Cosmétiques Pesticides Peintures	Effet œstrogénique (perturbation de l'équilibre hormonal)	Kayama, 2003
PFOA*, PFOS	Revêtement antiadhérent des poêles et autres récipients de cuisson Vêtements et autres tissus imperméables	Faible poids à la naissance Probablement cancérogène	Apelberg, 2007

Pesticides impliqués de manière significative dans les effets sur la grossesse et le développement de l'enfant[1]

Exposition	Effets	Présomption d'un lien
Organochlorés		
p,p'-DDE	*Croissance pondérale* *Neurodéveloppement*	++ +/–
HCB *chlordécone*	*Croissance pondérale* *Neurodéveloppement*	+ +
Organophosphorés		
Sans distinction	*Neurodéveloppement* *Croissance fœtale*	++ + *Interaction avec PON1*[2]
Méthyl parathion, Malathion, chlorpyrifos	*Neurodéveloppement*	+ *Interaction avec PON1*
Triazines		
Sans distinction	*Morts fœtales* *Malformations congénitales*	+/– +/–
Atrazine	*Croissance fœtale*	+
Carbamates/thiocarbamates		
Sans distinction	*Morts fœtales*	+/–

1. Cordier S., INSERM U1085-IRSET Rennes AN 30 janvier 2014, Expertise collective INSERM : Impact de l'exposition prénatale aux pesticides sur la grossesse et le développement de l'enfant.

Propoxur	*Neurodéveloppement* *Croissance fœtale*	+ +
Phénoxyherbicides		
Sans distinction	*Morts fœtales* *Malformations*	+/- +/-
Autres		
Glyphosate	*Morts fœtales*	+/-

L'étude PELAGIE

« *L'étude PELAGIE (Perturbateurs Endocriniens : Étude Longitudinale sur les Anomalies de la Grossesse, l'Infertilité et l'Enfance) a été mise en place pour répondre aux préoccupations de santé, en particulier celle des enfants, dues à la présence de composés toxiques dans nos environnements quotidiens.*

Il s'agit d'un suivi d'environ 3 500 mères-enfants réalisé en Bretagne depuis 2002.

L'impact d'expositions prénatales à des contaminants (solvants, pesticides) sur le développement intra-utérin a été suggéré ; l'évaluation des conséquences sur le développement de l'enfant est en cours.*

Les résultats déjà publiés confirment l'effet négatif de plusieurs polluants, et notamment de l'atrazine, un herbicide largement utilisé dans le passé, sur le déroulement de la grossesse. Une étude publiée récemment (septembre 2015) a conclu à une augmentation de la fréquence des otites chez les enfants dont les mères avaient été exposées à l'atrazine et aux pesticides organophosphorés pendant la grossesse, et à une diminution de cette

1. Gène PON1 codant des protéines.

fréquence chez les enfants dont la mère avait mangé bio pendant la grossesse.

Composition des produits bio par rapport aux conventionnels

D'après les résultats de la méta-analyse la plus complète (bilan de 343 études comparatives) et la plus récente (2014) sur ce sujet[1]

- *19 % à 69 % d'antioxydants en plus (principalement des polyphénols)*
- *Quatre fois moins de pesticides*
- *Moitié moins de cadmium**
- *Moins de nitrates et de nitrites*
- *Plus de caroténoïdes (+17 %)*
- *Plus de vitamine C (+ 6 %)*

Surpoids, obésité et apports en nutriments des consommateurs bio par rapport aux conventionnels (à apport calorique et niveau d'exercice physique égal)

Risque d'être en surpoids (femme)	*– 42 %*
Risque d'être en surpoids (homme)	*– 36 %*
Risque d'être obèse (femme)	*– 62 %*
Risque d'être obèse (homme)	*– 48 %*
Apports en vitamines	*+ 10 à 20 %*
Apports en acides gras oméga 3	*+ 20 %*

1. Baranski M. et *al.*, "Higher antioxidant and lower cadmium concentrations and lower incidence of pesticide residues in organically grown crops, a systematic literature review and meta-analyses", *B J Nutrition*, 2014 Jun, 26: 1-18.

Jesse-Guyot E. et al., *"Profiles of organic food consumers in a large sample of French adults: results from the Nutrinet-Santé cohort study"*, PloS One, *2013 Oct 18; 8(10): e76998.*

Pour en savoir plus sur les nitrates

La teneur en nitrates de l'eau du robinet est disponible dans toutes les mairies. Si elle est supérieure à 10 mg/l, il est préférable que la future mère boive de l'eau en bouteille, au moins pendant la durée de la grossesse. De même, les biberons seront préparés avec une eau contenant peu de nitrates.

Contrairement aux pesticides, les nitrates sont des substances naturelles, indispensables à la croissance des plantes. Leur ***présence dans les aliments****, et en particulier dans les légumes, est donc normale. Ce qui l'est moins, c'est lorsque la teneur en nitrates de certains légumes est extrêmement élevée : elle peut en effet dépasser 2 000 mg/kg dans de nombreux légumes et même 4 000 dans les radis, soit 80 fois plus que le maximum toléré pour l'eau potable ! Il est également anormal de trouver des nitrates – au-delà de la présence de traces – dans l'eau. Or cette présence est fréquente, notamment dans les régions d'agriculture et d'élevage intensifs, et peut dépasser la limite de 50 mg/l, seuil au-delà duquel l'eau n'est plus considérée comme potable. Classiquement, il est admis que l'excès de nitrates présente deux types de risques : certains cancers (principalement ceux du tube digestif) et la méthémoglobinémie, uniquement chez les nourrissons. Dans ce dernier cas, l'hémoglobine se transforme en méthémoglobine, qui devient incapable de transporter l'oxygène, ce qui se traduit par une coloration bleue du corps et, dans les cas extrêmes, peut conduire à la mort. Les cas de méthémoglobinémie sont très rares, et souvent liés à la présence d'une infection, mais, par précaution, il faut éviter de donner aux bébés des légumes très riches en nitrates et préférer les légumes* *bio, qui en contiennent nettement moins que les conventionnels. Par ailleurs, il est impératif de ne pas conserver d'un jour à l'autre – même au réfrigérateur – des légumes cuits ou des soupes de légumes riches en nitrates. Ces derniers peuvent en effet se transformer en nitrites, cancérigènes.*

Pour les ***nitrates contenus dans l'eau****, de nombreuses études confirment l'existence du risque de cancers. Un autre risque a été mis en évidence par des études récentes*[1]*, celui de malformations à la naissance (défauts du tube neural) lorsque la mère a bu une eau riche en nitrates, l'augmentation du risque pouvant apparaître avec des teneurs en nitrates très inférieures aux limites légales.*

L'impact des nitrates présents dans les légumes donne lieu depuis quelques années à une polémique. Il est vrai que les études épidémiologiques mettant en regard la quantité de nitrates absorbée par les aliments et l'incidence des cancers du tube digestif ne sont pas concluantes. Deux interprétations sont possibles. La première est que les effets bénéfiques des légumes sont tels qu'ils compensent largement les potentiels effets négatifs des nitrates. La seconde est que, contrairement à ce qui a été admis jusqu'à récemment par la communauté scientifique, les nitrates en eux-mêmes seraient bénéfiques et devraient, selon certains, être classés dans les nutriments et non pas dans les polluants ! Nous ne trancherons pas ce débat, mais nous pensons que la prudence reste

---

1. Brebder J.D. et *al.*, "Prenatal nitrate intake from drinking water and selected births defects in offspring of participants in the national birth defects prevention study", *Environmental Health Perspectives*, 2013 Sept, 121(9):1083-9.
Croen L.A. et *al.*, "Maternal exposure to nitrate from drinking water and diet and risk for neural tube defects", *American Journal of Epidemiology*, 2001, 153(4): 325-31.

de mise pour l'eau et pour la consommation par les très jeunes enfants de légumes riches en nitrates.

Quelques recettes d'aliments fermentés simples à réaliser

Préparation de l'idli et des dosas[1]

Ce sont des plats traditionnels de l'Inde, préparés en faisant fermenter un mélange de céréales, généralement du riz, et d'une légumineuse. Ils sont deux manières différentes de cuire un mélange de riz et de haricots mungo (ces derniers pouvant être remplacés par des lentilles corail) fermentés. Ces mets sont consommés quasi quotidiennement dans l'alimentation traditionnelle de l'Inde du Sud.

Ingrédients :

- *3 tasses de riz*
- *1 tasse de lentilles corail*
- *fenugrec*
- *sel*

Idli

Mettez le riz et les lentilles corail à tremper séparément au moins quatre ou cinq heures. L'eau doit arriver juste au niveau des grains. Passez successivement le riz et les lentilles au mixeur. Vérifiez la quantité d'eau : la pâte ne doit pas être liquide. Réunissez riz et lentilles dans une grande terrine, ajoutez le sel et le fenugrec et mélangez. Déposez dans un endroit tiède pendant au moins 10 à 12 heures (selon la température) pour la fermentation. Couvrez avec un couvercle bombé afin de laisser l'espace nécessaire à la pâte qui va lever. Lorsque la pâte

1. *Recettes extraites du livre* Cuisinons les protéines végétales, *par Emmanuelle Aubert, éditions Le Courrier du livre, Paris, 2013.*

a bien monté et que la croûte est devenue rosée, elle est prête pour la cuisson. Surveillez la fermentation : la pâte doit être uniformément levée. Si la pâte a mal levé, l'idli ne sera pas de bonne qualité.

La cuisson se fait à la vapeur. On vend dans les boutiques indiennes, notamment à Paris et sur Internet, des cuiseurs vapeur spéciaux pour l'idli. À défaut, on peut utiliser des moules à faisselles à fromage en grès. Huilez-les avec un pinceau, remplissez-les aux deux tiers ou aux trois quarts. La pâte doit être mousseuse et aérienne. Placez les moules dans le cuit vapeur. Cuisez 20 minutes. La pâte va continuer à monter et se craqueler sur le dessus. Démoulez aussitôt, pour plus de facilité.

À déguster chaud, tel quel, ou préparé de différentes manières. Vous pouvez aussi le couper en rondelles épaisses et faire dorer chaque face dans une poêle huilée au pinceau.

Dosas

Les ingrédients et la préparation sont les mêmes que pour l'idli mais, après la fermentation, on ajoute de l'eau pour que la pâte soit fluide. On peut agrémenter avec de la ciboulette, de l'échalote, de l'oignon. Avec cette pâte, on confectionne des crêpes plus ou moins épaisses. Elles peuvent être mangées nature ou fourrées au goût de chacun.

En répartissant un minimum de pâte dans la poêle, on obtient des crêpes aussi fines que de la dentelle, qui sont exquises.

Teneur en lactose de différents produits laitiers

Produit laitier	*Teneur en lactose (g/100 g)*
Lait de brebis	*5,2*
Lait de vache écrémé	*4,8*
Lait de vache entier	*4,6*
Fromage blanc au lait écrémé	*4,6*
Yaourt nature au lait entier[1]	*4,4*
Lait de chèvre	*4,0*
Fromage blanc au lait entier	*3,6*
Bûche de chèvre	*2,0*
Fromage de chèvre affiné (type crottin)	*1,5*
Fromage bleu au lait de vache	*1,5*
Emmental	*0,3*
Camembert au lait entier	*0,1*
Parmesan	*0,05*
Comté	*0*
Roquefort	*0*

[1]*Les bactéries de la fermentation lactique transforment elles-mêmes le lactose dans le tube digestif, d'où la bonne digestibilité de ces produits.*

Plastiques potentiellement à risque

Numéro	*Sigle*	*Nom*	*Nom*	*Composants à risque*	*Risques potentiels pour la santé*
1	*PET* ou PETE*	*Polyéthylène téréphtalate*	*Bouteilles d'eau, de jus de fruits, d'huile* *Film intérieur des boîtes de céréales* *Contenants pour micro-ondes* *Flacons cosmétiques*	*Antimoine autorisé comme catalyseur*	*Perturbations hormonales potentielles si utilisation de l'antimoine*
3	*PVC* ou V*	*Polychlorure de vinyle*	*Film plastique* *Jouets souples* *Matières plastiques souples en général*	*Phtalates*, degré de migration variable d'un emballage à l'autre, le chauffage le majorant* *Dioxines**	*Perturbations hormonales* *Affaiblissement du système immunitaire* *Atteinte hépatique*

6	*PS*	*Polystyrène*		*Styrène selon le degré d'exposition directe (à risque pour les femmes enceintes exposées sur le plan professionnel)* *Alliage possible avec d'autres éléments type ABS (acrylonitrile-butadiène-styrène) avec du polycarbonate* *Hormones de synthèse*	*erturbations hormonales* *Cancers, leucémies*
7	*PC : autres plastiques**	*Polycarbonate avec bisphénol A*[1] *Autres plastiques sans bisphénol A* *SAN ne contient pas de bisphénol A*	*Anciens biberons* *Film intérieur des canettes et des boîtes de conserve* *Normalement interdit en France en contact avec les aliments*	*Bisphénol A (pour certains plastiques européens et mondiaux ayant ce code)*	*Perturbations hormonales* *Problèmes de fertilité* *Malformations* *Obésité, diabète* *Cancers*

[1] *dans cette catégorie, on trouve un plastique non polluant et recyclable, à base d'acide lactique, avec le sigle PLA*

Plastiques *a priori* sans risque

Numéro	*Sigle*	*Nom*	*Usages*	*Constituants à risque*	*Risques pour la santé*
2	*HDPE PE-HD*	*Polyéthylène haute densité*	*Bouteilles de lait* *Flacons cosmétiques* *Bouteilles de lessive* *Produits d'entretien*	A priori *aucun*	A priori *aucun*
4	*LDPE ou PE-LD*	*Polyéthylène basse densité*	*Sachets* *Film intérieur des briques alimentaires* *Sacs de caisse*	A priori *aucun*	A priori *aucun*
5	*PP*	*Polypropylène*	*Pots de yaourt* *Pots de margarine*	A priori *aucun*	A priori *aucun*

Cette codification a été établie pour faciliter le tri lors du recyclage ; elle est imparfaite : dans chaque classe, on peut trouver des plastiques assez différents dans leur composition

Index glycémique des aliments

L'index glycémique correspond à la capacité d'un produit alimentaire à élever le taux de sucre dans le sang (glycémie). Il est préférable de consommer des produits à index glycémique le plus faible possible. Par ordre décroissant :

Aliments	***Index glycémique***
Soda *Friandises et confiseries diverses* *Biscuits, viennoiseries, pâtisseries* *Desserts industriels (mousses, flans, desserts lactés sucrés…)* *Barres chocolatées* *Miel* *Pain de mie, pain blanc* *Pétales de céréales du petit déjeuner*[+] *Pommes de terre sous forme de frites ou de purée*	*Supérieur à 70*
« Sucre » ou saccharose *Confitures* *Pâtes cuites* *Riz blanc* *Fruits secs du commerce*[+] *Banane, ananas, mangue, raisin* *Légumes cuits (type betteraves ou carottes)* *Pain complet ou multicéréales*	*Compris entre 70 et 40*
Fruits frais (en dehors de ceux précédemment mentionnés) *Légumes crus* *Légumes secs (lentilles, pois chiches…)* *Laitages natures* *Champignons*	*Inférieur à 40*

+Pour les produits transformés, l'index glycémique est variable selon les marques ; il dépend également du degré de cuisson des aliments et augmente avec lui. Il varie enfin selon la texture :

Agents CMR (INRS)

Certains agents chimiques ont, à moyen ou long terme, des effets cancérogènes, mutagènes* ou toxiques pour la reproduction. Ils sont dénommés « agents CMR* ».

Le terme CMR est issu de la réglementation sur la prévention des risques chimiques. Il est également utilisé pour désigner certains procédés industriels qui ont des effets ***cancérogènes, mutagènes*** *ou* ***toxiques pour la reproduction*** *(CMR) chez les professionnels qui ont été exposés.*

Vocabulaire relatif aux agents chimiques CMR

Cancérogène *: agent chimique dangereux à l'état pur (amiante, poussières de bois, benzène…) ou en mélange, ou procédé pouvant provoquer l'apparition d'un cancer ou en augmenter la fréquence.*

Mutagène *ou* ***génotoxique*** *: produit chimique qui induit des altérations de la structure ou du nombre de chromosomes des cellules. Les chromosomes sont les éléments du noyau de la cellule qui portent l'ADN. L'effet mutagène (ou atteinte génotoxique) est une étape initiale du développement du cancer.*

Toxique pour la reproduction *ou* ***reprotoxique**** *: produit chimique (plomb*, par exemple) pouvant altérer la fertilité de l'homme ou de la femme, ou altérer le développement de l'enfant à naître (avortement spontané, malformation…).*

De nombreux secteurs d'activité sont concernés. En France, près de 10 % de la population active (soit 2,2 millions de salariés) déclare être exposée dans son travail à au moins un agent chimique cancérogène (enquête Sumer 2010). D'après un inventaire réalisé par *l'INRS en 2005, ce sont 4,8 millions de tonnes d'agents chimiques cancérogènes, mutagènes ou toxiques pour la reproduction qui ont été utilisés en France, dont les principaux sont des halogénés chlorés (solvants*), des composés aromatiques et aliphatiques.*

Polluants dans les produits d'ameublement

Extrait du rapport ANSES (juin 2015)

Expertise en appui à l'étiquetage des produits d'ameublement.

Les substances identifiées dans les produits d'ameublement et faisant l'objet d'une restriction en lien avec leur présence dans un produit d'ameublement sont les suivantes :

- *Tributylétain,*
- *Dibutylétain,*
- *Cadmium21,*
- *Colorants azoïques,*
- *Composés du chrome,*
- *Benzo(a)pyrène,*
- *Fumarate de diméthyle,*
- *Pentachlorophénol,*
- *Arsenic et ses composés,*
- *Acide perfluorooctane sulfonique et les sels dérivés du PFOS,*
- *Alkyls phénol ethoxylates (APEOs).*

Une restriction ne constitue pas systématiquement une interdiction totale d'usage, elle est spécifique à chaque substance.

Substances prioritaires à considérer dans le cadre d'un étiquetage pour tous types de matériaux et disponibilité d'une norme

Benzène, Acétaldéhyde, Formaldéhyde, Tétrachloroéthylène, Styrène, 1,2,3-trichloropropane, Ethylbenzène (Trichlorométhyl)benzène, 2-Ethoxyéthanol, 1,2-Dichloroéthane, 2-Méthoxyéthanol, 2-Ethoxyéthylacétate, 4-Méthyl-2-pentanone, diméthylformamide, Naphtalène, N-Méthyl-2-pyrrolidone, Benzophénone,

N-Ethyl-2-pyrrolidone, Acétate de 2-méthoxypropyle Dichlorométhane, (2-méthoxyéthyl)éther, Phtalate de dibutyle, Phtalate de din-hexyle, Phtalate de bis(2-éthylhexyle), Phtalate de diisobutyle, Phtalate de benzyle et de butyle

(L'ensemble du rapport est consultable sur le site de l'ANSES : https://www.anses.fr/fr/system/files/AIR2013sa0040Ra.pdf)

GLOSSAIRE

Alkylphénols : substances chimiques persistantes, s'accumulant notamment dans les sédiments et dans les sols. Elles sont très présentes dans l'environnement, parce qu'elles ne sont pas éliminées par les stations d'épuration de l'eau. Ce sont des perturbateurs endocriniens*. Les principaux sont le 4-nonylphénol et le 4-tert-octylphénol.

Bicarbonate de soude (ou bicarbonate de sodium) : poudre blanche à base de craie ; les microcristaux qui le composent permettent d'enlever les saletés notamment grasses et les taches sans rayer les surfaces ; en outre, ils absorbent les odeurs. Le bicarbonate de soude peut également être utilisé dans la cuisine comme poudre à lever, ainsi que pour certains soins corporels, notamment dentaires.

Bisphénol A : substance chimique très utilisée dans de nombreux contenants alimentaires, notamment dans le revêtement intérieur des boîtes de conserve. On le trouve également dans les tickets de caisse, les reçus de carte bancaire, les billets de banque. C'est un perturbateur endocrinien.

Cadmium : métal lourd toxique pour l'organisme humain et très présent dans l'environnement.

CMR (cancérogènes, mutagènes et reprotoxiques) : substances classées par l'OMS comme cancérogènes (C), mutagènes (M) et toxiques pour la reproduction (R).

Chaux (oxyde de calcium) : la chaux hydraulique est obtenue par chauffage de calcaire contenant de la silice.

COV (composés organiques volatils) : présents sous forme gazeuse, ces composés sont issus essentiellement de processus chimiques polluant l'atmosphère et ayant un impact sur la santé humaine ; il en existe également d'origine naturelle (plantes).

Créosote : substance composée principalement d'hydrocarbures aromatiques polycycliques (HAP*), longtemps utilisée pour la conservation du bois, et en particulier pour traiter les traverses de chemin de fer. Toxique et cancérogène, elle est aujourd'hui interdite.

EDTA (Ethylène Diamine Tetra Acetate) : conservateur.

Dioxines : les dioxines sont une grande famille de constituants chimiques très persistants et présents partout dans l'environnement. Elles sont émises principalement par les incinérateurs de déchets ménagers, en raison d'une combustion incomplète, par l'industrie métallurgique et sidérurgique et par le brûlage des végétaux, à cause de la présence de produits phytosanitaires rémanents. Ce sont des perturbateurs endocriniens* cancérogènes.

Émulsifiants : ce sont des substances très utilisées par l'industrie alimentaire, car capables de rendre stable un assemblage de deux substances qui normalement ne se mélangent pas (comme un produit aqueux et une matière grasse).

Épigénétique : on parle de transmission épigénétique lorsque, dans la transmission d'une génération à l'autre, le patrimoine génétique n'est pas modifié (pas de mutation) mais que l'expression de certains gènes l'est.

Éthers de glycol : solvants* de différents composés ; certains sont toxiques.

Formaldéhyde : très largement utilisé dans de nombreux matériaux de construction, dans certains textiles… Il s'agit d'un produit issu de la synthèse chimique appelé formol lorsqu'il est dissout dans l'eau.

HAP (hydrocarbures aromatiques polycycliques) : issus de la chimie et présents dans de nombreux matériaux de construction et de rénovation, notamment certaines peintures. Polluants à éradiquer prioritairement selon l'OMS (Organisation mondiale de la santé).

Label : signe distinctif donné à un produit devant répondre à un cahier des charges assez précis. Il existe des dizaines de labels, et certains sont créés par des industriels eux-mêmes pour promouvoir leurs produits. Les labels cités dans cet ouvrage sont, à notre sens, parmi les plus sérieux, mais les normes édictées peuvent, pour beaucoup d'entre eux, être améliorées.

Malathion : insecticide neurotoxique appartenant à la famille des organophosphorés, interdit en France depuis plusieurs années.

Mercure : métal lourd toxique pour l'organisme humain et très présent dans l'environnement.

Métaux traces : correspond à l'appellation impropre « métaux lourds » (cadmium, mercure...). Ils sont toxiques en fonction du degré d'exposition.

NPE (nonylphénols) : voir *Alkylphénols*.

Parabènes : groupe de substances chimiques très utilisées en tant que conservateurs dans les cosmétiques, les gels douche, les déodorants, les crèmes pour le corps, etc. Ils sont fortement soupçonnés d'être des perturbateurs hormonaux.

PBO (Piperonyl butoxyde) : substance chimique fréquemment ajoutée aux pesticides pour augmenter leur efficacité, mais qui augmente également leur toxicité.

PCB (polychlorobiphényles) : cette famille de plus de 200 composés chimiques organochlorés est très toxique et persistante. Les PCB ont été fabriqués massivement jusque dans les années 1970 et utilisés notamment comme isolants, en particulier dans les transformateurs électriques. L'alimentation est la première source de contamination et on les trouve surtout dans les produits animaux en raison de leur concentration – comme celle des insecticides organochlorés (DDT et autres) – dans la chaîne alimentaire.

Perchloroéthylène : solvant* le plus couramment utilisé pour le nettoyage à sec. Il est toxique pour l'homme et cancérogène.

Perfluorés : les hydrocarbures perfluorés sont des substances halogénées qui contribuent à l'effet de serre. Ce sont des perturbateurs endocriniens*. Les plus connues sont le PFOA* (acide perfluorooctanoïque), utilisé dans la fabrication du téflon, et le PFOS. Elles sont très persistantes et présentes partout dans l'environnement.

Perméthrine : insecticide chimique de la famille des pyréthrinoïdes*.

Perturbateurs endocriniens : il s'agit de substances – très nombreuses et appartenant à différentes familles de produits chimiques – qui perturbent l'équilibre hormonal, notamment en prenant la place des hormones sur les récepteurs hormonaux. Leur particularité est d'agir à des doses infinitésimales, cent à mille fois plus faibles que les doses toxiques selon les critères classiques.

PET (polyéthylène téréphtalate) : matière plastique utilisée notamment pour la fabrication des bouteilles et du textile (polyester).

PFOA : voir *Perfluorés*.

Phtalates : produits chimiques présents dans de nombreuses matières plastiques, utilisés pour les rendre souples, en particulier les PVC* ; on les trouve également dans certains produits cosmétiques... Tous les phtalates ne sont pas à considérer de la même manière, certains sont des perturbateurs endocriniens.

Plomb : « métal lourd » toxique pour l'organisme humain en fonction du degré d'exposition et très présent dans l'environnement. L'interdiction des peintures au plomb et dans l'essence a réduit les risques sanitaires.

Polybromés : ces substances chimiques, plus connues sous le nom de PBDE, sont utilisées pour ignifuger des matériaux aussi divers que plastiques de téléviseurs, ordinateurs, composants électroniques, matériel électrique et d'éclairage, tapis, matériel de couchage, vêtements, composants automobiles, coussins en mousse et autres textiles ignifugés. Ils sont neurotoxiques.

PTFE (polytétrafluoroéthylène) : nom chimique du téflon.

PVC (polychlorure de vinyle) : il s'agit d'un des produits chimiques les plus utilisés dans le monde. Il sert notamment à fabriquer des tuyaux, des fenêtres, des revêtements de sol, etc. Sa combustion dégage de l'acide chlorhydrique, des dioxines et des furanes.

Pyréthrinoïdes : famille d'insecticides chimiques largement utilisés de nos jours.

Reprotoxique : substance favorisant stérilité et infertilité.

Retardateurs de flamme : produits chimiques utilisés comme ignifugeants (voir *Polybromés*).

Silicone : famille de produits constitués principalement de silicium et d'oxygène. Leurs utilisations sont très nombreuses : mastics, colles, joints, cosmétique, matériel médical, implants mammaires, moules souples, etc.

Substances reprotoxiques : substances toxiques pour la reproduction.

Substances mutagènes : substances pouvant produire des mutations, c'est-à-dire une modification irréversible de certains gènes.

Solvant : diluant utilisé pour certaines substances sans en modifier chimiquement la composition. Certains peuvent être toxiques en fonction du degré d'exposition, d'autres n'ont aucun effet négatif (comme l'eau).

Triclosan : produit antibactérien massivement utilisé jusqu'à une époque récente dans de très nombreux produits d'hygiène (savons, dentifrices, déodorants, crèmes à raser). Il est assez persistant et très présent dans l'environnement.

C'est un perturbateur endocrinien* et il favorise l'apparition de bactéries résistantes aux antibiotiques.

Vinaigre blanc : vinaigre d'alcool qui s'est transformé en acide acétique sous l'influence d'une bactérie.

TABLE DES MATIÈRES

Salle de bains

Séjour et salle à manger

MARABOUT
s'engage pour l'environnement
en réduisant l'empreinte carbon
de ses livres.
Celle de cet exemplaire est de :
200 g éq. CO_2
Rendez-vous sur
www.marabout-durable.fr

PAPIER À BASE DE
FIBRES CERTIFIÉES

Imprimé en Allemagne par GGP MEDIA GMBH
pour le compte des Éditions Marabout (Hachette Livre)
58, rue Jean-Bleuzen, 92178 Vanves Cedex
Achevé d'imprimer en décembre 2016

ISBN : 978-2-501-11698-5
7248092 / 01
dépôt légal : janvier 2017